JN192084

AN INTRODUCTION TO

Pharmacovigilance

Second Edition

PATRICK WALLER

MIRA HARRISON-WOOLRYCH 著

医薬品安全性監視入門

第2版

ファーマコビジランスの基本原理

監訳 久保田 潔

NPO 日本医薬品安全性研究ユニット

じほう

監修・翻訳編集

久保田　潔　NPO 日本医薬品安全性研究ユニット

翻訳（50音順）

大場　延浩　日本大学薬学部病院薬学研究室
上島 有加里　NPO 日本医薬品安全性研究ユニット
久保田　潔　NPO 日本医薬品安全性研究ユニット
佐藤　嗣道　東京理科大学薬学部薬学科

AN INTRODUCTION TO PHARMACOVIGILANCE Second Edition
by PATRICK WALLER and MIRA HARRISON-WOOLRYCH

This edition first published 2017, © 2017 John Wiley & Sons Ltd
First edition published 2010 by John Wiley & Sons Ltd

Wiley-Blackwell is an imprint of John Wiley & Sons, formed by the merger of Wiley's global Scientific Technical and Medical business with Blackwell Publishing.

Registered office: John Wiley & Sons Ltd, The Atrium, Southern Gate, Chichester, West Sussex, PO19 8SQ, UK

Editorial offices: 9600 Garsington Road, Oxford, OX4 2DQ, UK
The Atrium, Southern Gate, Chichester, West Sussex, PO19 8SQ, UK
111 River Street, Hoboken, NJ 07030-5774, USA

1998年の早すぎる死までの10年間，医薬品安全性監視の分野で休みなく働き続け，人の精神を鼓舞し続けた故Dr. Susan M. Woodの想い出に捧げる

著者紹介

Patrick Waller 氏は2011年から2016年にLondon School of Hygiene and Tropical Medicineの名誉教授を，また，2012年から2016年には英国医薬品庁（MHRA）のデータベース研究に関する独立科学諮問委員会（ISAC）の長を務めた。氏は，シェフィールドの医学部を卒業し，臨床薬理学と公共医学の研鑽を積んだ。その後，サウサンプトンの医薬品安全性研究ユニットおよびロンドンの医薬品庁（MCA）に勤務した。1998年から2000年にはEUの医薬品安全性監視の作業部会の長を，2002年から2011年には医薬品安全性監視と薬剤疫学の独立コンサルタントを務めた。

Mira Harrison-Woolrych 女史は現在ダニーデン所在のオタゴ大学医学部の名誉研究准教授。産婦人科の臨床医として勤務した後，英国とニュージーランドで20年以上にわたって医薬品安全性監視の分野で活動してきた。現在，国際ファーマコビジランス学会（ISoP）の事務局長。英国医薬品庁では上級医学評価委員として女性医学を専門とし，2015年には編者として“*Medicines for Women*”を出版した。2003年から2013年にかけてニュージーランドのIMMPの長を務め，多数の薬剤疫学の研究論文を公表した。また，国内外の医薬品安全性監視に関するいくつかの委員会業務にも従事している。

目 次

第2章 基本的な概念 ……22

第3章 データのタイプと情報源 ……44

第4章 医薬品安全性監視のプロセス ……66

序　文

Dr. June Raine CBE
Director of Vigilance and Risk Management of Medicines
Medicines and Healthcare Products Regulatory Agency, London, UK
and Chair of the EU Pharmacovigilance Risk Assessment Committee

有効で害をもたない医薬品は存在せず，医薬品の安全性プロファイルに関する十分な理解は，広く臨床的に使用されてからでなければ得られない。疾患に関する見方を変えてしまうほどの期待を抱かせるような新しい治療の出現により，患者も医療者も，それらの使用ができるようになるまで長い期間待つことを望まなくなった。このことは，新薬が初めて利用可能になった時におけるベネフィットとリスクのバランスに関する不確実性がかつてないほど大きくなっていることを意味する。

治療が進歩するたびに，医薬品，高度医療，診断薬などの医療で使われる製品のカテゴリの境界は，これまでにないほど不鮮明になり，また，それぞれの患者に適した個別化医療が進んでいる。より広い集団における医薬品の安全性の研究を長期間かけて継続的に実施することが必要なのか？　については多分疑問が投げかけられるようになるだろう。

実際上，実臨床での医薬品の使用における安全性の研究が公共健康医学において注目を浴びつつあり，それは，おおむね有害な作用は稀であり，系統的なスケールの大きな調査のみが，重大な問題を発見し，害を最小化するための迅速なアクションをとることを可能にするという認識のためである――つまり「飛行しながら飛行機を修理する」活動である。

医薬品は世界的に使用され，有効な医薬品の安全性モニタリングの必要性が世界中で認められている。資源の限られた国における医療プログラムで使われた新しい医薬品に関する安全性に関するシグナルは，同じ医薬品を「ハイテクの」医療環境において使う患者にとっても重要な意味をもつ。政治的な状況に違いはあっても医薬品安全性監視に国境はない。

医薬品の有害作用の発見と評価には，医薬品の安全な使用に資する新たな知見を得るという重要な仕事に魅力を感ずるさまざまな科学領域の専門家の関与を必要とする。しかし，医薬品安全性監視が有効なのは，それが日常生活に関するものであり，処方医，患者，介護者などの医薬品を使うすべての人の「プロ」としての活動に支えられている場合だけである。患者からの報告が，有害な作用が生活と仕事に与えるインパクトに関するかけがえのない情報源になり，医療専門家からのレポートと同等の真剣さをもってなされていることについては明確なエビデンスが存在する。

これらのことは，医薬品安全性監視の原則とその実践を幅広く理解することに価値があり，その最新の理解が必要であることを意味する。医薬品安全性監視への明快・簡潔でしかも包括的な本入門書の今回の新たな版は，やり甲斐と興奮に満ちた医薬品安全性監視の領域に新たに足を踏み入れた者への適切なガイドとなるものである。それは新しい情報を拾い出し，有効なセーフティネットによって公共を守ることの重要性と，新しい治療技術の核心となるような新しいエビデンスを，よく計画された方策で作り出すことの必要性を読者に伝えている。

医薬品を使うすべての人が，可能な限りリアルタイムに近い形で，必要とされる情報を得ることに果たすべき役割をもっている。医薬品安全性監視は個別の有害作用に関するケースレポートへの依存から，より強固なエビデンスの創出へと変貌しつつあるが，使用されている医薬品と有害作用との関連の可能性を見出す注意深い処方者と患者の存在は，今も医薬品安全性監視の土台である。われわれすべてが医薬品の安全性に関して果たすべき役割をもっていることを認識すれば，本書の新しい版は単に歓迎されるべきものというよりもむしろ必須のガイドと考えるべきだろう。

第一版　著者まえがき

誰もが安全性は重要であることを知っているが，安全性を監督する仕事についている少数の人々を除いて，安全性は，ほとんど常に意識の奥の方にしかないのではないだろうか。これには二つ理由がありそうである——第一に，安全性は，現在起こっていない何か有害なことに関することであり（我々は，これに対し，現在起こっていることにより注意をむける傾向がある），第二に，何らかの圧倒的な脅威への対処のために内在する仕組みと思われるが「自分には起こらない」と考えるのが人間だからである。

この10年あまりの間に，臨床における薬の安全性の分野，すなわち医薬品安全性監視の分野で働く人の数が主には製薬企業において著しく増加した。この傾向は今も続いているようであり，これが薬の安全性に関する関心の高まりを反映していることを望みたい。この本は，この領域に新しく関与することになった人を特に対象としているが，これらの人は，やむを得ないことではあるが，狭い視野しかもちえなくなってしまうことが多く，この本はそのような人たちに，簡潔にかつ広い視点からこの分野を紹介することを意図している。私のここでの目的は企業と規制当局との接点における医薬品安全性監視の環境と主要な原則を短い時間で理解するための手助けをすることである。

私は規制当局で働いていたという経歴をもち，英国と欧州のシステムでの経験をもつので，私の話がこのことによって偏りをもってしまうことを認めざるを得ない。この本が，この領域に新たに関与することになった人が日々の仕事で直面する細かな問題に役立つことはないと思うが，彼らがより大きい構図の中で自分が何をしているかの理解に貢献することを望んでいる。読者が学士レベル以上であることを前提にしてはいるが，薬に対する特別の知識は必要としない。

新たに参加した者は，今日我々がいるところに我々がどのように到達したかを知る必要がある。歴史上最も重要な薬の安全性に関する問題が，医薬品安全性監視を形あるものへと発展させた。したがって私はこの問題から話を進めることにした。私はまたこの本が，この分野に新規に参加した人に，自分が大いに将来性のある興味深く重要な領域で今働いていることを理解する上での一助となることをも望んでいる。

私はあえて文章に引用文献を含めなかったが，それは，読者が別の引用文献の方に行ってしまうことなく，まずは読み通したいという気持ちになってもらうことを望んだからである。より大きな教科書には豊富な引用文献が示されており，読者には次にそれらの教科書を読んでほしい。最終章において私はさらなる学習で役に立つと思われる重要な文献を選択しておいた。また，参考のために重要単語に関する用語集が最後に掲げてある。

Patrick Waller

第二版　著者まえがき

本書の全般的な目的——この領域に初めて足を踏み入れた人達に対する，数時間で読み通せるような簡潔で広範囲にわたる入門書の提供——は2010年代初めに第一版を出版した時から変わっていません。この第二版では，すべての章を改訂し，2016年半ば時点の医薬品安全性監視のあり方を反映させ，国際的な観点をより広く取り入れました。医薬品安全性監視は今日，地球規模の活動であり，この領域に関連する世界中の読者に対する短い入門書を提供することを目指しました。第一版に対するフィードバックに応えて，医薬品安全性監視の臨床的側面に関する新たな章（7章）を加えましたが，この章が医療の専門家ではない読者が実生活における医薬品の安全性の重要性を理解する手助けとなることを願っています。また，本書で使われたすべての略号のリストを追加し，用語集も充実させ，参照しやすくしました。

科学に関するすべての書籍は，すぐに時代遅れになるリスクを負っています。本書が初めて出版された時，医薬品安全性監視の規制に関する状況は特にEUにおいて既に大きく変わり始めていました。その後，現在に至るまでの年月の間に，これらの変化は法制上効力をもち，実働するに至りました（第5章参照）。2016年6月に英国の有権者はEUからの離脱を投票で決めましたが，この「ブレグジット（Brexit）」が何をもたらすかはいまだ明確ではありません。しかし，医薬品安全性監視における国際協力の必要性が減ることはなく，第6章で述べられている通り，世界レベルのネットワークがかつてない程重要になりつつあります。

本書の第二版が，興味深くまた重要なこの領域に足を踏み入れた方々にとって有用なものとなることを願っています。それらの皆さんにとっては働き方の内容が変わったということかも知れませんが，それは，医薬品の安全性をモニターし，患者を害から守るために有効な手立てを講ずるという，先人も取り組んだ，かつてない程やり甲斐のある事なのです。

2016年9月

Patrick Waller, United Kingdom

Mira Harrison-Woolrych, New Zealand

第二版の日本の読者へのまえがき

本書第二版の日本語訳を監修した久保田潔教授に感謝します。日本語訳に協力した上島有加里，大場延浩，佐藤嗣道の諸先生方にもその貢献に感謝します。

第二版では，国際的な観点を広くすることに努めましたが，日本に関する直接の言及が比較的少ないことは認識しています。第6章にあるように，国際協調のための作業が行われているにも関わらず，世界における規制システムには，相当程度の違いが存在する状況が続いています。しかし，医薬品安全性監視の原則は共通です。読者がどこで医薬品安全性監視の活動に関与しているかにかかわらず，この原則への基本的な理解を得ることができるよう望んでいます。

2018年5月

Patrick Waller, United Kingdom

Mira Harrison-Woolrych, New Zealand

謝　辞

第二版の全ての原稿に対して貴重な助言をいただいたIan Boyd氏とNourierh Hoveyda氏に深く感謝いたします。特定の章をレビューし，有益なご示唆をいただいた以下の方々にも感謝します：Priya Bahri氏，Keith Beard氏，Stephen Evans氏，Valerie Joynson氏，Marie Lindquist氏，Julie Williams氏，Jonathan Woolrych氏。また，イエローカード制度に関連するデータを提供いただいた英国医薬品庁に感謝します。

監訳者　第二版まえがき

本書は，2017年に出版された“An Introduction to Pharmacovigilance, second edition”の邦訳である。第二版は，第一版（原著出版2010年，邦訳出版2011年）の7年後に出版されており，著者には第一版のPatrick Waller先生の他に，新たにニュージーランドのMira Harrison-Woolrych先生が加わった。本書の最大の特徴は「医薬品安全性監視の原則に関する簡潔で包括的な理解」を目標としている点である。新たな情報も多く取り入れられており，新たに章が1つ追加され，すべての章が改訂され，ページ数も1倍半以上に増えた。しかし，本書に記載されている2016年半ばの状況と比べると，第二版の邦訳が出版されるまでの約2年間に，EUの関連する法制は更に変化している。たとえば，Good Pharmacovigilance Practiceのガイドラインのうち，Module IX（シグナル管理）のプロセスをWeb上で具現化したEuropean Pharmacovigilance Issues Tracking Tool（EPITT）が2016年10月から稼働しており，毎月連続3日半に及ぶ医薬品安全性監視リスク評価委員会（PRAC）の会合のプログラムや結果の概要が2016年1月分からEMAのWeb上に公開されている。最新情報についてはインターネットで補完していただきたい。

第二版では「患者にとって有用な安全性に関する情報を積極的に作り出すのが医薬品安全性監視である」との観点が第一版以上に強く打ち出されている。日本では新GPSPが2017年10月に公布されデータベース調査が可能になったが，新GPSP下の医薬品安全性監視でも「臨床現場で本当に必要な情報を得ようとしている調査か？」という問いこそが重要なのではないだろうか。

第二版の日本語版への翻訳の過程では，第一版と同様，不明な点を原著者に問合わせ，丁寧な回答をいただいた。そのうち重要なものについては，〈訳注：……〉などの〈山括弧〉で訳に含めた。原文にはないが含めておくことが有用な情報や，訳者が理解のために付加することが有用と判断した語も〈山括弧〉で示されている。

また，日本ではSide-effectが「副作用」と訳されている一方，Adverse Drug Reaction（ADR）についても「副作用」と訳す習慣が定着しており，第二版の邦訳では第一版と同様，「副作用（ADR）」，「副作用（Side-effect）」として両者を区別した。その他，原著で太字またはイタリックで示されている部分はいずれも，邦訳では太字で示されている。

本書第二版の邦訳が「医薬品安全性監視とは何か」の真の理解の広がりにつながることを願ってやまない。

平成30年6月19日

NPO日本医薬品安全性研究ユニット

久保田　潔

略　語

ACE	angiotensin converting enzyme　アンジオテンシン変換酵素
ADR	adverse drug reaction　副作用（ADR）
AE	adverse event　有害事象
ATC	Anatomical Therapeutic Chemical（classification system）　解剖治療化学分類法
CIOMS	Council for International Organizations of Medical Sciences　国際医学団体協議会
COX	cyclo-oxygenase　シクロオキシゲナーゼ
CSM	Committee on Safety of Medicines　医薬品安全委員会
CTD	Common Technical Document　コモン・テクニカル・ドキュメント
CYP450	cytochrome P450　チトクローム P450
DIA	Drug Information Association　ディー・アイ・エー
DoTS	dose-relatedness, time course and susceptibility　DoTS
DSRU	Drug Safety Research Unit　医薬品安全性研究ユニット
DSUR	Development Safety Update Report　開発時定期的安全性最新報告
EBGM	empirical Bayes geometric mean　EBGM
ECG	electrocardiogram　心電図
EMA	European Medicines Agency　欧州医薬品庁
ENCePP	European Network of Centres for Pharmacoepidemiology and Pharmacovigilance　ENCePP
ESoP	European Society of Pharmacovigilance（now ISoP）　欧州ファーマコビジランス学会
ESTRI	Electronic Standards for the Transfer of Regulatory Information　医薬品規制情報の伝送に関する電子的標準

EU2P　European Programme in Pharmacovigilance and Pharmacoepidemiology　EU2P

FDA　Food and Drug Administration　食品医薬品局

2G second generation（oral contraceptive）　第二世代（経口避妊薬）

3G third generation（oral contraceptive）　第三世代（経口避妊薬）

GP　general practitioner　一般医

GVP　good pharmacovigilance practice　GVP

HRT　hormone replacement therapy　ホルモン補充療法

IBD　international birth date　（医薬品の）国際誕生日

IC　information component　IC

ICH　International Council（formerly Conference）on Harmonisation of Technical Requirements for Pharmaceuticals for Human Use　医薬品規制調和国際会議

ICMRA　International Coalition of Medicines Regulatory Authorities　薬事規制当局国際連携組織

IMMP　Intensive Medicines Monitoring Programme　IMMP

ISoP　International Society of Pharmacovigilance　国際ファーマコビジランス学会

ISPE　International Society for Pharmacoepidemiology　国際薬剤疫学会

MA　marketing authorization　販売承認

MedDRA　Medical Dictionary for Regulatory Activities　ICH国際医薬用語集

MGPS　Multi-Item Gamma Poisson Shrinker　MGPS

MHRA　Medicines and Healthcare products Regulatory Agency　（英国）医薬品医療製品規制庁

MHT　menopausal hormone therapy　閉経期のホルモン療法

MMR　measles, mumps and rubella（vaccine）　麻疹・風疹・ムンプス（ワクチン）

NOAC　novel oral anticoagulant　新規経口抗凝固薬

NSAID　non-steroidal anti-inflammatory drug　非ステロイド性抗炎症薬

OC oral contraceptive 経口避妊薬
OTC over-the-counter (medicine) OTC
PASS post-authorisation safety study 承認後安全性研究
PBRER Periodic Benefit-Risk Evaluation Report 定期的ベネフィット・リスク評価報告
PEM prescription-event monitoring 処方－イベントモニタリング
PIDM Programme for International Drug Monitoring 国際医薬品モニタリング制度
PIL Patient Information Leaflet 患者向け情報リーフレット
PPAR peroxisome proliferator-activated receptor ペルオキシゾーム増殖剤応答性受容体
PRAC Pharmacovigilance Risk Assessment Committee 医薬品安全性監視リスク評価委員会
PRR proportional reporting ratio PPR
PSUR Periodic Safety Update Report 定期的安全性最新報告
QPPV qualified person for pharmacovigilance QPPV
RMP risk management plan リスク管理計画
ROR reporting odds ratio ROR
SAMM Safety Assessment of Marketed Medicines SAMM
SIG special interest group SIG
SJS Stevens-Johnson syndrome スティーブンス・ジョンソン症候群
SPC (or SmPC) Summary of Product Characteristics 製品概要
SSRI selective serotonin re-uptake inhibitor 選択的セロトニン再取り込み阻害薬
SUSAR serious and unexpected suspected adverse reaction 予期せぬ重篤な副作用（ADR）の疑い
TEN toxic epidermal necrolysis 中毒性表皮壊死症
TGA Therapeutic Goods Administration （オーストラリア）保健省薬品・医薬品行政局
UMC Uppsala Monitoring Centre ウプサラ・モニタリング・センター

UNESCO　United Nations Educational, Scientific and Cultural Organization
国際連合教育科学文化機関

VTE　venous thromboembolism　静脈血栓塞栓症

WHO　World Health Organization　世界保健機関

WHO-ART　World Health Organization Adverse Reaction Terminology
WHOの副作用用語集

WHO-PIDM　World Health Organization Programme for International Drug Monitoring　WHO国際医薬品モニタリング制度

WMA　World Medical Association　世界医師会

1

医薬品安全性監視とは何か，それはどのように発展したか？
— *What is Pharmacovigilance and How Has it Developed?*

医薬品安全性監視の起源と定義

「はじめに，サリドマイドがあった。」医薬品の安全性の歴史は，さらにその前に遡ることができるが，近代の医薬品安全性監視（pharmacovigilance）は，事実上，サリドマイドから始まる。

1950年代末，アメリカ合衆国（サリドマイドの販売が許可されなかった国である）以外では，医薬品の規制はほとんど存在せず，そのテストと開発は，ほぼ完全に製薬企業の手中にあった。サリドマイドのケースでは，妊娠中でも安全であるとの不当な宣伝が行われ，鎮静剤および吐き気・嘔吐の治療薬としてその使用が妊婦に勧められた。後にこれが様々な先天異常，とりわけフォコメリア（**図1.1**）として知られる手足の異常を起こす催奇形性物質であることが判明した。世界で約1万人の赤ちゃんが被害を受け，特にこの医薬品が最初に販売されたドイツで被害が大きかった。フォコメリアは本来非常に稀な先天異常であったので，その発生率が大幅に増加していることがドイツで見過ごされることはなかったが，その原因ははじめ環境にあると思われていた。1961年，*Lancet*誌に，わずか3例だが，オーストラリアにおけるサリドマイド使用に関連するとされた先天異常が報告され，問題が認識されるに至り，この医薬品の販売は中止された。

1960年代初め，医薬品の有害な作用の可能性に注意を向けさせる事実上唯一の方法は，医学文献に公表することだった。サリドマイドは，非致死的だが目に見える衝撃的な有害作用をもたらしたので，な

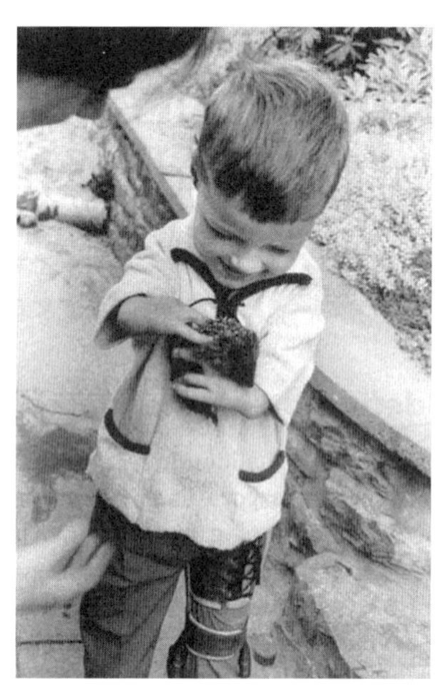

図1.1　サリドマイドによるフォコメリアの子供

ぜそれほど多数の被害児が生まれるまで何もなされなかったのかと人々は問うた。この問いが，その後の発展を促す上で重要な役割を果たした。われわれが将来，医薬品によって起こるかもしれないすべての害を予見し予防できるようになるとは思えないが，被害を以前よりずっと少数に抑えることは今や可能である。今日，サリドマイドとフォコメリアに類する医薬品とアウトカムの関連は，10例に満たないケースの発生があれば，つまり60年前より1,000倍以上の効率で，見出し得ることが期待できる。

サリドマイドから学んだ最も重要な教訓は，医薬品の安全性の問題がはっきりわかるまで，ただ待っていてはならないということであった。1960年代のサリドマイド禍は，われわれが今日構築しているシステムの初期の発展に直接結びついたのである。ただし，医薬品安全性監視という言葉が広く受け容れられるようになったのは1990年代初めからに過ぎない。

医薬品安全性監視は，世界保健機関（WHO）によれば「医薬品に関連する有害な作用やそのほかの問題の発見，評価，理解と予防に関する科学と行動」と定義される。ほかの定義もあるが，この非常に幅の広い定義は，医薬品安全性監視のプロセスがリスク管理の1つであることをはっきりと示しているという点で，非常に適切なものと考えられる。リスク管理の概念は，現代の社会生活の多くの面に適用されているが，明確な形でこれが医薬品に関して適用されたのは，驚くべきことに，かなり最近のことである。

サリドマイドは，最近復活し，少なからぬ国々で非常に限られた適応症に対して包括的な安全策のもとに販売されており，もはや単なる歴史的な関心事ではない。胎児の奇形のリスクは妊娠中の医薬品の使用を避けることによって十分に管理することが可能であり，サリドマイドが今日的な関心事である理由は，リスク管理上の重要な問題の実例になっているからである。また，ベネフィットとリスクのバランスという，医薬品安全性監視の実践におけるもう1つの中心的概念の重要性をも指し示している。サリドマイドは，ほかの医薬品では治療困難な疾患（例えば難治性の多発性骨髄腫）にベネフィットがあり，そのベネフィットは，有効な妊娠予防のスキームが機能していることを前提に，胎児の奇形のリスクを上回ると思われる。一般に，すべての人がある特定の有害作用のリスクを同様に持つわけではない。サリドマイドはこのことについても良い例となっており，この点は他の多くの医薬品の安全性の問題にもあてはまる。サリドマイドの場合，これを使用する相当な数の患者（男性と妊娠の可能性のない女性）には，フォコメリアのリスクはない〈訳注：男性が服用した場合，サリドマイドが精子・精液に移行することが知られているが，ここでは単純に男性のリスクが妊娠可能な女性におけるリスクとは異なり，リスクがすべての人で同様ではないことを示す例として言及されている（原著者に確認済）〉。

■ サリドマイドから学んだ主な教訓

サリドマイド禍はわれわれに多くの教訓をもたらした：

- 市販前の医薬品の十分なテストの必要性
- 医薬品行政による規制の必要性

- 医薬品の有害作用を**見出す**ための報告システムの必要性
- 根拠のない販売戦略上の宣伝文句が安全性に影響することがある
- 医薬品の多くは胎盤を通過し，胎児曝露につながる
- 妊娠中は医薬品の不必要な使用は避けるべきこと
- リスクの中には最小化できるものがある

サリドマイド禍の影響は多岐にわたったが，害を発見する積極的なシステムが必要である，という教訓が医薬品安全性監視の発展の鍵となった。これは，数年のうちに，医薬品の副作用（ADR）の疑いを報告する自発報告のスキームの導入につながった。自発報告制度は時間をかけて，警報の仕組み，すなわち早期警戒システムとして確立されるに至っており，**第3章**でより詳細に取り上げる。

医薬品安全性監視の領域と目的

かつて，医薬品安全性監視のプロセスは，ある医薬品の日常診療での使用が初めて承認された時点で始まると考えられることが多かった。今日では，ヒトに新医薬品等を初めて使う時点以降の，安全性に関係するすべての活動を含むと考えるのがより一般的である。

医薬品安全性監視の最終的な目的は，すべての医薬品に関連する害の可能性を実際の診療下で最小化することである。すべてのタイプの副作用（ADR）についてのデータが集められるが，焦点は「**重篤**」の定義にあてはまるものを発見し，予防することにあてられている。これは，一般的には，次の基準の少なくとも1つに該当する副作用（ADR）と定義される。

- 死亡
- 死亡のおそれ
- 入院の原因または入院の延長
- 長期間の障害を結果する
- すべての先天異常

また，上記のいずれかの基準に該当することを示す明確な根拠がない場合でも，ある反応を重篤と考えたほうがよいと医学的に判断されれば，重篤とみなされる。重篤でない作用は，個々の患者とその治療に関わる医療従事者にとっては重要だが，それらは通常，臨床的に対処し得るので，個々の製品のベネフィットとリスクのバランスや公衆衛生（public health）上のインパクトは，一般により小さい。

医薬品安全性監視はしたがって，公衆衛生の機能の1つとみなすこともできる。そこでは，できる限り安全な医薬品等の使用の促進と既知の害に対する特別な安全策の提供のいずれかまたは両方を通じて，重篤な害の発生の減少という目的を達成する。サリドマイドの使用者における妊娠予防は，このような安全策の実例であり，抗精神病薬クロザピンの使用者における無顆粒球症（白血球がない状態）を発見するための白血球数のモニタリングもその一例である（**第7章**参照）。

害を最小化するためには，まず予期せぬ害の可能性について，そのインパクトを見出し評価する必要がある。ほとんどの医薬品では，重篤な副作用（ADR）は稀である。稀でないものが発見されれば，その医薬品は市場に到達しない（あるいは市場から撤退する）ことになるだろう。市場に出る製品では，重篤な害が市販前の臨床試験の間に特定されることはめったにない。それらを特定するためには，サンプルサイズが常に小さすぎるからである。さらに，臨床試験では，患者は選択され，治療期間は短く，注意深いモニタリングと専門医による管理が行われることが一般的であり，これらのことは，副作用（ADR）の頻度が，日常診療下でみられることになる頻度に比べて，通常，過小評価されるだろうことを意味する。

市販前の臨床開発や新薬の研究の段階では，医薬品安全性監視の目的は，ここで述べた幅広い公衆衛生の機能とはかなり異なる。ボランティアを対象とする研究や臨床試験では，（何のベネフィットも得られないかもしれない）試験薬等の製品に曝露される個人を害の可能性から保護する必要がある。また，リスクに関する情報（発生の頻度を含む）を収集し，安全性の暫定的な評価を行ったり，市販後の安全性向上の計画を立てたりすることも必要である（**第5章**のリスク管理計画参照)。

医薬品安全性監視の発展

次に，医薬品の安全性の問題のうち，最も重要ないくつかの例について考え，これらの問題が1960年代から今日まで医薬品安全性監視の実践の発展にどのように影響したかを論じる。

■ プラクトロール

1970年代初頭に，医薬品の安全性に関する新たな惨事が起きた。これは，プラクトロール（Eraldin）という狭心症と高血圧の治療に用いられる心選択性β遮断薬による多臓器疾患の1つの皮膚粘膜眼症候群であった。サリドマイドの例のように，その関連が認識されるまでに数千人が不可逆的な障害を受けた。この事例が示した最重要の問題は，タイムリーな特定ができなかったことであり，それは早期警戒システムが整っていたにもかかわらず，このシステムが医薬品と疾患の関連を医師が疑うことに依存していたことによる。おそらく，この症候群のほかにはみられない特質―ドライアイ，皮疹，腸閉塞―に加え，発症までの期間が長いために（最も重篤な腸の徴候の発生は平均で約2年），その関連が医学文献上で確認されるまで，該当の症例は報告されなかった。文献の公表後，およそ3,000の症例が英国のイエローカード副作用（ADR）自発報告制度（**第3章**参照）に事後的に報告された。これは，広く公表されることが副作用（ADR）報告に影響を与え得ることを示す一例である。興味深いことに，その後，プラクトロールの毒性を動物モデルで発現させる試みは失敗に終わり，この問題は前臨床研究〈訳注：最近では「非臨床」の語が使われることが多い。第3章の訳注も参照〉からは予測できなかったことが示唆された。

プラクトロールから学んだ主な教訓

- 有害な作用の中には，前臨床研究からは予測できないものがある。
- 自発報告制度は，新たな副作用（ADR）を特定するのに，常に有効というわけではない。
- 影響が遅発性で，ほかの医薬品と関係する副作用（ADR）として知られている臨床症状ではない場合，医療従事者はそれを特定できないことがある。
- 市販後の安全性を積極的に，より体系的に研究するさらなる方法が必要である。

プラクトロールから得られる最も重要なメッセージは，市販後の安全性を研究する手段は，自発的な副作用（ADR）報告だけでは不十分だということである。そこで，1970年代後半に新薬の導入を注意深くモニターするためにデザインされた様々なスキームが提案されたが，そのほとんどは実施されなかった。その基本のアイデアは，有害な作用の可能性に誰かが気づくまで待つのではなく，新薬を開始した使用者を，処方せんを基に特定し，系統的にモニターしようというものであった。この概念は，1970年代後半にニュージーランドとイギリスで全国的な処方－イベントモニタリング（PEM）プログラムとして結実した（**第3章**参照）。

■ ベノキサプロフェン

PEMによって最初に研究された医薬品は，ベノキサプロフェン（Opren）という非ステロイド性抗炎症薬（NSAID）で，光線過敏症（すなわち，光に曝露された部位の皮疹）を高頻度に起こした。この医薬品は，肝不全と腎不全に関係する5例の死亡例の北アイルランドからのケースシリーズの報告により（PEMの研究では，これらの有害作用を示唆する結果は全く得られていなかったが），1982年に撤退するに至った。ベノキサプロフェンの重篤な副作用（ADR）を経験した患者の多くは高齢者であり，これは腎機能障害によりこの薬の排泄が低下した結果であった。NSAIDsを使う患者の多くは高齢者であること（例えば，関節炎や慢性痛）がよく理解されていたにもかかわらず，ベノキサプロフェンでは市販前にはこの集団における適切な研究がなされていなかった。直ちに高齢者の推奨用量が引き下げられたが，べノキサプロフェンはその後すぐに撤退した。

ベノキサプロフェンの使用は販売開始後に急増し，重要な有害作用—光線過敏症—が高頻度で起こったために，短期間内に多数の自発報告が受け取られたが，初期のコンピュータ・システムではさばききれず，目的に応じてデザインされたデータベースの必要性も浮き彫りになった。この問題はまた，起こり得る副作用（ADR）とリスクを最小にする方法（この場合は太陽光の遮蔽）について患者に適切に知らせることの必要性を示した。これは，患者向け情報リーフレットの導入に向けた動きに影響を与え，EU では 1990 年代に義務化された。

ベノキサプロフェンから学んだ主な教訓

- 個別の症例報告からは原因と作用の関係は不確かであり，正規の市販後の研究を十分なサイズの患者コホートで行う必要があるとの認識をさらに促した。
- その医薬品を使う可能性が最も高い集団（例えば，高齢者）における研究の必要性
- 副作用（ADR）報告をより迅速かつ効率的に扱うための，目的に応じてデザインされたコンピュータ・システムの必要性
- 新薬の集中モニタリングの概念。英国では後にブラック・トライアングル・スキーム（**用語集**参照）の導入によって達成された。
- 患者に対し，起こり得る副作用（ADR）を知らせることの必要性

ベノキサプロフェンは，様々な安全性上の理由から 1980 年代に撤退した一連の NSAIDs の最初の薬にすぎなかった。その後 10 年間に，製薬企業は彼ら自身による市販後の調査・研究を実施し始め，その実施に関する英国のガイドラインが 1987 年に作成された。しかし，はじめは，このような研究には比較群がなく，予定のサンプルサイズに達しないことが多かったため，研究の価値は限定的であった。英国のガイドラインは，研究の質を改善する目的で 1993 年に改正された。この改正された Safety Assessment of Marketed Medicines (SAMM) guidelines の原理は，この問題に関する EU レベルのガイダンスの最

初の青写真にもなった。

薬剤疫学の発展

疫学は，集団における健康と疾患の決定因子およびその分布に関する研究である。1980年代半ばに，医薬品の使用と安全性を集団レベルで研究する学問領域を意味する薬剤疫学という言葉が初めて使われた。この学問領域は，1990年代に大きく発展したが，この発展は，安全性の問題を迅速かつ効率的に研究するための，処方の記録と臨床上のアウトカムを含むコンピュータ化されたデータベースの使用が増えたことに関連している。処方の記録が臨床のイベントとは別のデータベースに保持されていることもあり，このような場合には有害事象を個々の患者のレベルで研究するためには，(2つのデータセットに共通の識別子を用いて）2つのデータベースを連結させることが必要である。

1980年代の終わり頃に，医薬品安全性監視と薬剤疫学は，ベンゾジアゼピン（1960年代に導入されたクロルジアゼポキシド（Librium）やジアゼパム（Valium）などのいわゆる「マイナー・トランキライザー」）の依存性の問題の検討を始めた。こうした薬の治療において，用量と使用期間を制限するべきであるとの勧告が出され，この件では，処方薬の誤用や乱用を扱うときに直面する問題が浮き彫りになった。また，これは副作用（ADR）の自発報告が重要な懸念を明らかにできなかったもう1つの例でもある。これが検討すべき問題とされたのは，薬物依存の患者グループに対する支援団体からのプレッシャーの結果だったのである。

医薬品安全性監視は，真のハザードの特定が遅れるという問題と共に，後に真ではないことが判明する見かけ上のハザードを特定してしまうという，逆の問題にも悩まされている。これは，臨床医の疑い―それは誤っていることもある―に多くを依拠するシステムでは，ある程度内在的ともいえる問題である。その帰結は，医薬品の不必要な撤退であったり，人々が過度に恐れて薬を使わなくなったりすることである。例えば，Debendox（Bendectin）という，抗ヒスタミン薬ドキシラミンを含む合剤が，妊娠中の吐き気と嘔吐の治療のために1970年代に広く使われた。この医薬品は，1980年代はじめに，胎児の奇形を起こすかもしれないとの懸念と，それに呼応したキャンペーンが起こり，訴訟が切迫する状況下で撤退した。この時点で，エビデンスは非常に弱かったが，胎児への重大なリスクを否定することはできなかった。その後，この医薬品と奇形の関連について多くの研究が行われたが，それらの研究を総合すると，胎児の奇形のリスクが増加するとのエビデンスはない。この例は，一度懸念が生じると，ハザードの存在を反証するのは本質的に困難であることを示している。

より最近の，同様の際立った一例として，1990年代後半の，MMRワクチン（はしか，おたふく風邪，風疹の混合ワクチン）が小児の自閉症の原因であるとの指摘を挙げることができる。ワクチンと自閉症に関するエビデンスはほとんどなかったにもかかわらず，完全に反証することは不可能で，心配する親を納得させることは困難であった。数年後に，この懸念を引き起こした論文は疑問視され撤回されたが，その間にワクチン推進キャンペーンは打撃を受け，英国では長年見られなかったはしかが相当数発生した。

経口避妊薬と「ピルの恐怖」

1960年代後半に配合経口避妊薬（エストロゲンとプロゲストーゲンを含む）が静脈血栓塞栓症のリスクを増加させることが副作用（ADR）の自発報告により発見され，―これは，後に検証的な研究でも確かめられた―医薬品安全性監視における大きな一連の事件の発端になった。これは，エストロゲンの量をエチニルエストラジオール換算で20～30μgに抑え，効果を落とさずにリスクを（なくなりはしなかったが）小さくすることにつながった。それでもなお，血栓のリスクが一般に知られるところとなったとき（メディアによって「ピルの恐怖」がニュースになった国もある），多くの女性がとても不安になって経口避妊薬の使用を中止した。性的にアクティブな女性が経口避妊薬を急にやめれば，ただちに有効な代替の避妊法を用いない限り，望まない妊娠が起こり，中絶率は増加する。

何年もの間に数回に及ぶ「ピルの恐怖」が起こったが，その中には静脈血栓塞栓症のみならず，心筋梗塞との関連の可能性や乳がんのリスクのわずかな上昇といった安全性の問題に関するものもあった。これらの「ピルの恐怖」ではいずれも，多くの女性が経口避妊薬の使用を中止し，〈結果として起こった〉望まない妊娠という公衆衛生上のインパクトは相当なものであった。これは非常に不幸なことである。なぜなら，経口避妊薬の使用よりも妊娠そのもののリスクのほうが大きい（例えば静脈血栓塞栓症の発生率がより高い）からである。

1995年，経口避妊薬に関するWHOの研究で，第三世代の経口避妊薬を使用したとき，第二世代の経口避妊薬に比べて静脈血栓塞栓症のリスクが2倍に増加するとの結果が見出された。これらのピルはプロゲストーゲンの成分が異なり，第三世代ではデソゲストレルまたはゲストデン，第二世代ではレボノルゲストレルであった。静脈血栓塞栓症のリスクは，単純にピルのエストロゲンの量が関係するともっぱら考えられてきたので，これは驚くべきことであった。WHOの研究から約3カ月以内に，ほかの2つの研究の結果が同様の結論に到達した。議論の末，これらの研究でみられた関連は必ずしも因果関係によるものではなく，第三世代の経口避妊薬には，静脈血栓塞栓症のリスクの増加を十分に補うベネフィットがあり得る，との意見が発表された。静脈血栓塞栓症の**相対的な**リスクは第三世代のピルでは2倍になるが，静脈血栓塞栓症は，ピルを服用したとしても，健康な若い女性では稀であり，そのリスクの**絶対的な**レベル（**第2章**参照）は極めて低いことが一般的に認められていた。このことから，一般的合意は第三世代の経口避妊薬は市場から撤退すべきでない，というものであった。

英国の医薬品の安全性に関する委員会（Committee on Safety of Medicine：CSM）は，静脈血栓塞栓症のリスクに関する新たな情報を医師や患者と共有すべきであると結論したが，経口避妊薬のリスクに関するコミュニケーションをめぐって多くの困難に直面した。英国では，恐怖をかきたてるニュースがすでに報道されており，経口避妊薬の使用をやめるべきでないとのCSMのメッセージにもかかわらず，多くの女性は使用を中止し，続いて何百もの望まない妊娠が起こった。女性たちは，国の医薬品に関する諮問委員会の勧奨ではなく，主要なメディアによって提供される情報に基づいて行動したように思われる。興味深いことに，1995年に英国で起きたピルの恐怖はほかの国においては（経口避妊薬の使用割合が高い国でも）見られなかった。これには様々な理由があるが，英国でのリスク・コミュニケーションにおける報道機関の役割もその1つであろう。

1995年のピルの恐怖の後，より多くの研究が行われ，様々なプロゲストーゲンの血液凝固に関する作用が調べられた。結局，これらのプロゲストーゲンの凝固に関する作用は異なることが示され，またさらなる薬剤疫学研究により，観察された関連は因果関係であり，第二世代のピルが静脈血栓塞栓症のリスクが最も低いと，大多数の科学者が信じるようになった。そして，1995年に用いられたリスク・コミュニケーションのツールは不適切であり，この時の医薬品安全性監視におけるリスク・コミュニケーションでは公衆衛生上の重大なアウトカムを防ぐことはできないと認識されるようになった。1997年，WHOは医薬品安全性監視におけるコミュニケーションをいかに改善させるかを検討するために専門家の会議を開催した（**第4章**参照）。それ以降，すべての医薬品等について，リスク・コミュニケーションのさらなる重要な発展が見られたが，その多くはピルの恐怖から学んだ教訓により得られたものであった。

■ 経口避妊薬の安全性の問題から学んだ主な教訓

- 医薬品は，効果を発揮するのに必要な量よりも高用量で市場に出ることがある。
- 同じクラスの医薬品の間でも安全性には違いがあり得る。
- 安全性の警告に関するコミュニケーションのまずさが，結果として害をもたらすことがある。
- 医薬品のリスクについて伝える時には，相対的なリスクと絶対的なリスク（**第2章**参照）を区別し，その違いを平易な言葉で説明することが重要である。
- リスクに関する不確かさと意見の不一致は国民の心配をあおることがある。
- 医薬品の使用者に影響を与えるメディアの力は，規制当局の力よりも強大なことがある。
- 医薬品安全性監視における，国際協力をより強化する必要がある。
- より有効なコミュニケーションのツールを開発する必要がある。
- リスク・コミュニケーションは，医薬品安全性監視における特に重要なスキルである。

これまで述べた経口避妊薬の問題に関して重要なのは，1960年代の最初のシグナルの後は，問題の起点となったデータは副作用（ADR）の自発報告から得られたものではなかった，ということである。それでもなお，〈問題の起点となった〉研究がランダム化試験ではなく観察的な薬剤疫学研究であったがゆえに，因果関係に関する論争が生じた。静脈血栓塞栓症は，若い女性ではかなり稀なアウトカムであり，2倍のリスクの増加を検出するのに十分な大きさのランダム化試験を実施するのは極めて困難であろう。

ホルモン補充療法（更年期のホルモン療法）

女性に対しては，高年になってからも，性ホルモンがホルモン補充療法（現在は更年期ホルモン療法と呼ばれる）として処方される。この年齢層では，静脈血栓塞栓症，動脈の心血管疾患，および種々のがんのベースラインのリスクははるかに高く，したがって，これらの女性を対象とする臨床試験はより実施しやすいが，それでも大規模な長期の試験が必要である。そこで，これらをアウトカムとする観察研究がまず行われた。それらの研究の結果は，おおむね，ホルモン補充療法が心筋梗塞や脳卒中といった動脈疾患のアウトカムのリスクを**減少させる**ことを示していた。ホルモン補充療法は，心血管疾患のリスクを減少させる目的では承認されていなかったが，1980年代から90年代には，観察研究の結果に基づき，また製薬企業の販売促進も大いに行われ，この目的で広く使用された。このような研究を行うときの基本的な問題は，ホルモン補充療法を開始する女性はより健康かもしれない，という点である。観察研究のデザインと解析においては，**交絡因子**（**用語集**参照）となる可能性のあるすべての因子に対処することは難しい。もう1つ重要なポイントは，問題となったアウトカムは（リスクの減少という）**ベネフィット**であるが，観察研究がベネフィットに関して信頼できるエビデンスを提示することは上記のような**バイアス**（**用語集**参照）のために，めったにないという点である。効果とベネフィットを確立するにはランダム化試験が必要であることが，一般に受け容れられている。

結局，ホルモン補充療法に関する大規模なランダム化試験（例えば，Million Women Study）が計画された。しかし，いくつかの研究は，期待とは反対の結果—心血管疾患のリスクの**増加**—を示し，早期に中止しなければならなかった。規制当局により警告が発せられたが，ホルモン補充療法を急に中止しても大きな問題はないことから，コミュニケーションそのものは経口避妊薬より容易であった。現に，警告が意図した影響は，ホルモン補充療法を不適切に長期に使用している女性は服用を止めるべきである，というものであった。しかし，〈ホルモン補充療法は〉複数のリスクを伴っており，またこれらのリスクの大きさは時間とともに変化し，単純に割合で（例えば「100人に1人」という形で）表すことができないため，正しいメッセージを伝達するのは簡単なことではなかった。2007年，英国の規制当局はホルモン補充療法に関する報告書を公表し，いくつかの有害なアウトカムに関するリスクの推定値を明確な言葉で示した。その後も，ホルモン補充療法に関するさらなる研究結果が公表され，これらの製品のリスクとベネフィットに関する議論が続いているが，これは当面の間続きそうである。

選択的セロトニン再取り込み阻害薬

選択的セロトニン再取り込み阻害薬（SSRIs）は，1980年代後半に発売された抗うつ薬で，アミトリプチリンなどの古い三環系抗うつ薬の多くに取って代わった。そうなった主な理由は―マーケティングの効果はさておき―過量摂取に伴う心毒性が少ない（すなわち用量に関して安全域がより広い）ことによる。うつの患者には過量摂取のリスクがあり，したがって，その点は重要な利点となり得る。

SSRIsに関して2つの問題に関して論争が起きている。離脱反応と自殺リスク増大の可能性である。治療を中止したときに患者が経験した問題は，それらが疾患の再発と関係している可能性があるため，評価が大変難しい場合が多い。にもかかわらず，SSRIsが離脱反応を引き起こす可能性は開発段階で見出されており，市販後に自発報告が受け取られたときには，もはや新しい**シグナル**（**用語集**参照）とはいえなかった。この点に関する非常に多数の報告があったが，重篤なものはほとんどなく，薬は広く使用されていた。数年後，この問題は当初考えられたよりも相当高頻度に起こり，特に短時間作用型のパロキセチン（Seroxat）の使用者で頻度が高いことが明らかになった。やがて判明したのは，患者をこれらの薬剤から離脱させるにあたってはより時間をかけて行う配慮の必要性である。SSRIsは依存性のある薬剤だとの示唆もあったが，一般に薬への渇望感や必要量の増加などが見られないため，多くの科学者はこの見解を受け容れていない。これに関連して重要なのは，患者が経験した，〈コードされたものよりも〉不快な頭の「電気ショック」などと表現される感覚の特徴が，データ処理の過程で失われてしまったことである。これは，不適切なコード化の結果であることが多かった。このようなケースはしばしば「知覚異常」（paraesthesia。チクチクする感覚）とされてしまい，これでは，この感覚が時にどれほど不快であるかは，ほとんど伝えられない。このことから，患者の普通ではない経験を捉えるより良い方法が必要であることが認識され，これが，患者がその有害な反応を規制当局に報告できるようにすることを強く促した。このアプローチは米国などいくつかの国では何年も前から採用されていたが，ヨーロッパでは21世紀初めまでは全く実現しなかった。

どんな医薬品でも，その医薬品を使って治療する疾患に関連したアウトカムについて，そのリスクが増加する可能性を評価することは常に困難である。うつの患者では，自殺念慮や自殺の行動が比較的多く，それらが治療を開始して間もなくの患者に起こるのは驚くにあたらない。それでもなお，1990年頃に，フルオキセチン（Prozac）で治療した患者が自殺念慮をもったのを見た米国の臨床家は，症例の集積を公表してこの医薬品が原因であることを示唆した。このことがこの医薬品のすべての臨床試験データの見直しにつながった。結果はこの仮説を支持するものではなかったが，完全な反証もできなかった。

このクラスの種々の医薬品について，より多くの臨床試験データが何年にもわたって蓄積された。小児および自殺のハイリスク・グループである青年期の患者を対象にした試験も実施された。臨床試験では，重度の抑うつ患者でも自殺が実際に起こることは稀である。エビデンスとして得られたのは，ほとんど自殺企図（これも試験では稀である）および自殺念慮に関するもので，種々の異なる評価尺度で測定されたものである。小児におけるパロキセチンの試験で，有害な結果―自殺行動と敵意のリスクの増加―が得られたが，ある期間それは製薬企業だけが知っていた。規制当局は最終的にこのデータを受け取ると，小児におけるこの医薬品の使用に対して警告を発した。製薬企業がこの件で捜査を受け，起訴が検討された。しかし，承認された適応以外に関して臨床試験が行われたときには，企業が規制当局に対して憂慮すべき臨床試験データを速やかに提出する義務をもつか否かは，法律上十分明確でないことが判明した。この問題も，安全性を評価するために臨床試験が重要であり得ることを示すもので，臨床試験が透明性に欠けることについての懸念を引き起こした。臨床試験データが文献として公表されるまでには時間がかかり，公表は選択的に行われるので，それ以外の方法で公に入手できるようにするための取り組みがすでに始まっている。SSRIが成人で自殺のリスクを直接に増加させるか否かはまだ十分に明らかではないが，治療の初期はハイリスクの時期であり，注意深い患者のモニタリングが必要であることが，一般に認められている。

COX-2阻害薬

21世紀の最も大きな医薬品の安全性の問題は何であろうか？　最も重要な問題の1つは，選択的COX-2阻害薬（coxibs）に関連する心血管アウトカムのリスク増加である。このリスクの可能性は，最初基礎的な研究により発見されたが，その後はずっと調査されなかった。問題が初めて臨床的に示されたのは，2000年に公表されたVIGOR試験である。この当時，このクラスの2つの医薬品（ロフェコキシブとセレコキシブ）は認可直後であった。VIGOR試験は，ロフェコキシブとナプロキセン（標準的なNSAID）をランダム化して比較するもので，これら2つの医薬品で重篤な胃腸の有害作用（例えば出血）の発生率に違いがあるかを明らかにするためにデザインされた。この点で，ロフェコキシブは明らかに勝っており，選択的COX-2阻害薬（coxibs）は，この試験の結果，多分より安全であろうとの考えから，急速に受け容れられた。しかし，VIGOR試験では，また，心筋梗塞のような心血管イベントの発生率に重大な違いがあり，それはロフェコキシブを服用した患者のほうがナプロキセンより5倍高いことが明らかとなった。この情報は，オリジナルの文献に含まれてはいたが，重要性は強調されず，ロフェコキシブのほうが高いのではなく，ナプロキセンのほうが5倍低いと表現された。そのため，この論文は，大きな批判にさらされることになった。

何年にもわたって，標準的なNSAIDsは心血管アウトカムのリスクを（アスピリンがそうであるように）下げることが示唆されてきており，VIGOR試験の結果について与えられた説明は，ナプロキセンは心保護的だがロフェコキシブはそうではない，というものであった。最終的に，これはロフェコキシブの有害な作用による（ベネフィットがないことによるのではない）ことを疑いの余地なく証明するのに，ロフェコキシブとプラセボを比較する大規模な臨床試験が必要になった。そして，試験の結果をもとに，この薬は2004年後半に市場から撤退した。この出来事は，世界中に衝撃を与え，なぜもっと早く，何百万人もの人々がその医薬品を使う前に，そのような試験が行われなかったのかと人々は問うた。同じクラスの残りの医薬品についても暗雲に覆われたままである。ある医薬品は後に撤退し，ある医薬品は市場に残っている。選択的COX-2阻害薬（coxibs）を胃腸出血のリスクが高く心血管疾患のリスクが低い人々に投与するのがよいだろうとの見解が理に適うとされた時期もあったが，これら心血管と胃腸の問題に関連するリスク因子が，個々の患者ではかなりの程度重なり合うことが明らかになっている。さらに問題を複雑にしているのは，標準的なNSAIDsの中にも心血管イベントのリスクを上げるものが存在するらしいという点である。しかし，同じクラスに属する医薬品の相対的な安全性の評価はかなり困難である。この問題は，市販後の大幅な規制強化の主たる原動力になるとともに，承認後の安全性の研究の対象となり，それは**第5章**で論じるように2012年にヨーロッパで実を結んだ。

さらに，最近注目された2つの医薬品の安全性の問題も重要である。それは，2型糖尿病の治療に用いられる3つのチアゾリジン誘導体（glitazone drugs）の間で害が異なっていたこと，および流行性インフルエンザ・ワクチンとナルコレプシーとの関連である。

チアゾリジン誘導体（Glitazones）

トログリタゾンは，1990年代後半に発売された3つのチアゾリジン誘導体（glitazones）のうち最初の薬剤である。これらの医薬品は，ペルオキシソーム増殖因子活性化受容体（PPARs）を活性化することにより作用する経口血糖降下薬である。トログリタゾンの発売後間もなく，肝不全を伴う重篤な肝毒性の症例報告が相当な数に上り，ヨーロッパではこの医薬品は速やかに撤退した。この時，このクラスの次の医薬品であるロシグリタゾンが開発の後期の段階にあった。そのため，規制当局は，この医薬品も同程度の肝毒性と関連するかもしれないとして非常に注意深い検討を行った。規制当局は，この点に関してロシグリタゾンはおそらく異なると結論した（最終的にそれが正しいことが検証された）。ロシグリタゾンは，21世紀初頭の数年間に大変広く使用されるようになり，すぐにピオグリタゾンがそれに続いた。有効な抗糖尿病薬は心血管リスクを低下させるであろうとの期待のもとに，これらの医薬品に関する心血管リスクの研究が実施された。しかし，これらの研究をまとめて2007年に公表されたメタアナリシス（複数の研究結果を統合させる。**第3章**参照）では，ロシグリタゾンに関して期待に反する結果が示された。この懸念は，数多くの論争とさらなる研究のテーマとなったが，それは2，3年のうちに，この薬の中止につながった。論争されたのは主に，ピオグリタゾンと比較したロシグリタゾンの心血管の相対的な安全性についてである。

この2つの薬のベネフィットはおおむね同じであると思われ，また得られたエビデンスの多くはピオグリタゾンのほうがより安全であることを示唆していたことから，ピオグリタゾンは市場に残ることができた。興味深いことに，ピオグリタゾンはまた，膀胱がんというこの医薬品特有の重要な安全性の問題と関連するようである。これはもともと動物実験で特定され，この数年の間にヒトで確かめられた。しかし，そのリスクはかなり低く，管理可能であると考えられ，2型糖尿病治療の治療においてベネフィットが上回る。チアゾリジン誘導体（glitazones）について経験したこれらの安全性の問題は，注目に値する。これらの医薬品は類似しているように見えるが，異なる臓器に影響する異なる重大な有害作用と関連していると考えられる。

Pandemrix

2009年，新型のヒトインフルエンザH1N1ウイルスの世界的な広がりによるインフルエンザが流行した。多くの国で，Pandemrixの集団予防接種が行われた。すぐに，フィンランドとスウェーデンで，予防接種を受けた子どもと若年者におけるナルコレプシー（不適切な時間に始まる突然の睡眠という症状を起こす脳の疾患）の症例が報告された。〈特別なモニタリングによって得られたデータを用いた〉検証的な研究により，稀だが若い人々にのみリスクがあることが確認されたが，メカニズムは不明のままである。この作用は製品情報に記載されるとともに，ほかに適したワクチンがない場合を除いて，20歳未満の患者にはこのワクチンを今後使用すべきでない，という勧告が出された。この例は，世界的大流行の期間に実施された集団予防接種を対象に，通常とは異なる重大な有害反応を拾い上げるために導入されるなどの，積極的な副作用（ADR）モニタリングのシステムが有効であることを示すものである。

■ 最近の主要な安全性に関する問題から学んだ主な教訓

- 適切な研究による安全性シグナルの厳密なフォローアップの必要性
- 同じクラスの医薬品の中でリスクが著しく異なる場合があり，この可能性について検討する研究が必要であること
- 医薬品の適応に関係したアウトカムの評価の困難性
- 安全性評価においてランダム化比較臨床試験に価値がある場合があり，比較対照薬の選択が重要である
- ほかの目的で実施された臨床試験から，重要な安全性データが得られることがある
- 臨床試験データの透明性と利用可能性をより高めることの必要性
- 適応外使用（例えば，小児における使用）の安全性が重要な場合がある
- 小児および若年者における医薬品を適切に評価する必要がある
- 医薬品の安全性について，患者の関与を促進する必要がある
- 複数のリスク（およびベネフィット）に関する評価とコミュニケーションは複雑である
- 規制当局は十分な権限をもち，製薬企業が確実に，適切な医薬品安全性監視のシステムをもち，市販されている製品のリスクの可能性を予測して積極的に調査するよう促す必要がある

結論

ここで取りあげた問題は，当然のことながら著者が適切と考え選択したものであるが，検討した問題は広範囲にわたる。意図したのは，医薬品安全性監視はその初期の段階で，その後の発展を促すような問題を数多く経験したこと，また，その後の発展の多くは，安全性に関する転機となった重大な問題に固有の教訓を活かすことで達成されたことを示すことである。この章で著者は，医薬品安全性監視とは何か，またそれがおよそ半世紀以上にわたっていかに進歩してきたかを，重要な例を記述することによって，説明しようとした。このような進歩にもかかわらず，道のりがまだ長いことを疑う者はいない。この領域の現在の限界と，最終的にそれをいかに乗り越えることができるかについては，**第9章**で検討する。

2

基本的な概念

Basic Concepts

医薬品安全性監視（pharmacovigilance）における2つの最も重要な概念は相反するもの，すなわち，有害性（harm）と安全性（safety）である。医薬品に関連する有害性に関連して通常用いられるのは，副作用（ADR：adverse drug reaction）という用語である。医薬品安全性監視は基本的に，副作用（ADR）の予防と管理を意味するので，まず，副作用（ADR）の概念を，関連する定義，これまでに提案されてきた分類体系，本質やメカニズム，素因を要約することを通じて考察する。次に，安全性（safety）の概念を，特に有害性と安全性のバランスという観点から定義し考察する。最後に，因果関係（causation）について，すなわち，患者が副作用（ADR）を経験したのか否か，あるいは，明らかになった安全性の問題を医薬品が本当に引き起こしたのか否かをどのように判断するのか，について考察する。

副作用（Adverse drug reactions, ADR）

定義

副作用（Side-effect），副作用（ADR），有害事象（adverse event）の標準的で国際的に認められている定義をわかりやすく解説すると以下の通りである。

- **副作用**（S*ide-effect*）は，**医薬品の意図せぬ作用**である。通常は好ましくない作用を指すが，有用な作用であることもある（例：高血圧に対して処方されたβ遮断薬の抗不安作用）。

- **副作用**（*ADR*）は，医薬品がヒトに通常の用量の範囲で使われたときに起きる**意図せぬ有害な作用**である。
- **有害事象**（*AE*：*adverse event*）は，薬物治療中に起こる**好ましくない出来事**であるが，原因として医薬品が**関連していることもあれば関連していないこともある**。

副作用（ADR）と有害事象の違いは，極めて重要であるにも関わらず，これらの用語は誤用されることが多い。実際には，多くの場合，ある医薬品が，個々の患者に起きたある特定の有害事象に関与しているか否かを究明することは困難であり，判断を下すことが必要となる（この判断の根拠となる基本原理に関する説明については「個々の症例における因果関係の評価（Causality Assessment in Individual Cases)」を参照)。その医薬品が原因である可能性があると判断された場合，これを**副作用の疑い**（*suspected ADR*）と呼ぶ。このような疑いの報告が，副作用（ADR）の自発報告の仕組みの基盤となっている。重要なのは，報告されているのは，薬物治療中に起きたすべての有害事象のうち，誰かが（一般的には患者に対応した医療従事者が）医薬品と関連があるかもしれないと判断した**一部**（*subset*）である，という点である。臨床医の経験や専門的な判断により，その医薬品が原因であると疑うことができるが，当然ながら，その疑いが正しいとは限らない。

「有害事象」という用語を正しく使えるのは，より系統的なデータ収集の手順が使われており，誰かが医薬品と因果関係があるかもしれないと考えたか否かに関係なくその事象がデータに含まれるような場合においてである。ほとんどの臨床試験ではすべての有害事象を記録することが標準的である。臨床試験データからある医薬品がある特定のタイプのイベントの原因か否かを判断するための最良の方法は，コントロール群と比較することである。例えば，ある実薬に曝露された患者の10％に頭痛が発現し，プラセボ群では2％であった場合，実薬に起因する頭痛は8％（すなわち10％－2％）と計算される。このような試験では，研究者に個々のイベントが医薬品と関連があると思うか否かを問うことも一般的に実施されている。これは，副作用（ADR）の疑いを収集するもう1つの効果的な手段であるが，日常診療において治療を受けた患者ではなく，臨床試験における患者に関するものであれば，こういったデータはより完全である可能性が高い。ただし，臨床的判断に頼ることは方法論的により弱いアプローチであることを認識することが重要である。算出された8%の差が，極少数例に基づいたものではないことを前提に，この差はその医薬品が頭痛の原因であることについてのより説得力のあるエビデンスになる。

したがって，3つの用語は，次のような状況において適用されるべきである：

- 「**副作用**（*ADR*）」は，個々の症例においてではなく，医薬品xが作用yの原因であることが一般的に認められている場合に用いる。それが疑わしい場合には，「可能性（possible）」を付ける。
- 「**副作用の疑い**（*suspected ADR*）」は，医療従事者または研究者が，個々の症例において，ある医薬品があるイベントの原因で**あるかもしれない**と述べた場合に用いる。製薬企業または規制当局に，報告すべき自発報告として提出される症例は（**第5章**参照），定義上「副作用の疑い（suspected ADR）」である。
- 「**有害事象**」は，系統的にデータが収集され，あるケースを該当例としてカウントするか否かについての判断を伴わない場合にのみ用いる。

■ 分類体系

1970年代以降，副作用（ADRs）は伝統的に2つのカテゴリー（タイプAとタイプB）に大きく分類されてきた。以下に，これらの異なる2つのタイプの反応が通常もつ特徴を比較し，例を示す。

1) **タイプA**（増強する：Augmented）反応は一般的に以下の特徴をもつ：
    - 用量に依存する
    - 薬理作用から予測が可能
    - 頻度が高い

- 可逆的
- 用量を調整することでコントロールが可能

タイプAの典型的な反応例として，ワルファリンによる出血，経口糖尿病治療薬による低血糖，硝酸薬による頭痛などがあげられる。

2) **タイプB**（特異な：Bizarre）反応は一般的に以下の特徴を持つ：
- 用量に依存しない
- 予測できない
- 稀
- 重篤／非可逆的
- 薬の使用中止が必要である

タイプBのよく知られた反応例として，ペニシリンによるアナフィラキシー，ハロタンによる肝炎，クロザピンによる無顆粒球症などがあげられる。

次のような追加的な副作用（ADR）のカテゴリーも提唱されている：
- タイプC（慢性：Chronic）：例　副腎皮質ホルモンによる副腎抑制
- タイプD（遅発性：Delayed）：例　抗精神病薬による遅発性ジスキネジア
- タイプE（薬の使用後に起こる：End of use）：例　ベンゾジアゼピンによる離脱反応

■ DoTS分類

2003年にAronsonとFernerによって**用量依存性**（*dose-relatedness*），**時間経過**（*time course*），**感受性**（*susceptibility*）に基づく分類体系が提案され，DoTSとして知られている。副作用（ADR）がこれら3つのカテゴリーのそれぞれにおいて分類される主な区分を**表2.1**に示す。

用量依存性に関して，「毒性（toxic）」とは医薬品が過量であることが原因で起きる反応を意味し，「付随性（collateral）」とは医薬品が通常の治療量の範囲内である時に起きる反応を意味し，「感受性過度（hypersusceptibility）」とは治療量以下の極低用量で起きる反応を意味する。「早期（early）」，「中期（intermediate）」，「後期（late）」という用語は，これまでに正確に定義されていないが，「後期（late）」反応と「遅発性（delayed）」反応の主な違いは，遅発性反応は，治療を中止してから長期間経過後に起こることがあるという点である（例：原因薬剤の曝露から数年後に発生するがん）。離脱（withdrawal）反応は，医薬品の中止が特異的に引き起こす反応を意味する。

リスクの大きさが適切に測定されているのなら，サブグループ内で起きる経過時間ごとの副作用（ADR）の確率を用量の関数とする三次元のDoTS図を描くことができるかもしれない。それが不可能であっても，以下の例に示すような定性的な分類が有用かもしれない：

DoTS分類：例

1）**副腎皮質ホルモンによる骨粗しょう症**：この反応は，治療量で，通常は数カ月の治療後に起きる。女性と高齢者においてリスクが最も高い。したがって，以下のように分類される：
- 用量：付随性の作用（collateral effect）
- 時間：後期（late）

表2.1　用量依存性，時間依存性，感受性（DoTS）カテゴリーのまとめ

用量（Dose）	時間（Time）	感受性（Susceptibility）
毒性（Toxic）	非依存性（Independent）	年齢（Age）
付随性（Collateral）	依存性（Dependent）	性別（Gender）
感受性過度（Hypersusceptibility）	—急速投与（rapid administration）	人種（Ethnic origin）
	初回投与（first dose）	遺伝（Genetic）
	早期，中期，後期（early, intermediate, late）	疾患（Disease）
	遅発性（delayed）	
	離脱（withdrawal）	

• 感受性：年齢，性別

2）**ペニシリンによるアナフィラキシー：**この反応は，極低用量で初回投与後数分以内に起こりうるが，真のアナフィラキシーはその医薬品（あるいは非常に類似した物質）を過去に使用したことがある場合にのみ起こる。したがって，ペニシリンによるアナフィラキシーは，以下のように分類される：

• 用量：感受性過度
• 時間：初回投与
• 感受性：過去に感作されていることが条件

DoTS アプローチは，タイプ A ／ B 分類では多くの副作用（ADR）を明確にあてはめることができないという問題に対処しており，また，特定の副作用（ADR）をいかに避けるかの指針を示す上で有用である。

■ 副作用（ADR）の性質とメカニズム

医薬品の有害な作用は，自然に，医薬品以外の様々な原因で起こる疾患や症状（例えば，肝炎や再生不良性貧血）に似ていることが多い。一般的に，他の原因の可能性を考慮することは，〈医薬品による〉有害作用の可能性を評価するうえで重要である（因果関係評価（Causality Assessment）参照）。しかしながら，これまでにわれわれが知る限りでは，ある特定の医薬品によってのみ起きる特異的な症状が存在する。以下に例を 4 つ示す：

1）母親のジエチルスチルベストロール曝露が原因で発症する女児における膣がん
2）プラクトロールが原因で発症する皮膚粘膜眼症候群（**第 1 章**参照）
3）ある種の L-トリプトファン製剤が原因で発症する好酸球増加筋痛症候群
4）嚢胞性線維症の小児における高用量の高力価膵臓酵素で誘発される線維化性結腸疾患

副作用（ADR）のメカニズムは大まかに，少なくとも以下の4つに分類される。

1） 標的部位での治療に対する過剰反応（例：ワルファリンによる出血）
2） 異なる部位での期待される薬理作用（例：ニトログリセリンによる頭痛）
3） 副次的な（二次的な）薬理作用（例：様々な医薬品による心電図上のQT延長）
4） 免疫反応の誘発（例：様々な医薬品によるアナフィラキシー）

特に初めて発見された時点では，多くの副作用（ADR）のメカニズムは，未知であるか完全には解明されていない。薬物動態に根拠をもつ場合もあり，例えば，遺伝子多型や他の併用薬による肝臓の代謝阻害が血漿濃度上昇を引き起こすなどの場合である。遺伝的素因を理解することは，将来，副作用（ADR）の予防法を見出すうえでの，重要な要素となるだろう（**第9章**参照）。

■ 副作用（ADR）の素因

患者に有害反応が起きる可能性を高める主な臨床的因子を以下に示す：

- **年齢**—高齢者と新生児は最もリスクが高い
- **性別**—女性は一般的によりリスクが高い
- **人種**—遺伝的素因が薬物代謝に影響するかもしれない
- **排泄メカニズム障害**—肝機能／腎機能の低下
- **特定の疾患**—例：喘息とβ遮断薬[注1)]
- **多剤併用**—複数の薬を同時に使用すると薬物相互作用の可能性を

注1） この例は，喘息患者にβ遮断薬を投与すると，気道を収縮させ，患者が受けている治療（例えば，β刺激薬など）の効果を打ち消すので，非常に重要である。喘息患者にβ遮断薬を投与すると致命的な結果をもたらすことがある。

高める（**次章**参照）
- **その副作用（ADR）の既往歴**

■ 薬物相互作用

薬物相互作用は，ある医薬品の存在が他の医薬品の活性に影響を及ぼすときに起こる。薬物相互作用は，2つの医薬品が同じ経路で作用する（**薬力学的**（*pharmacodynamic*）相互作用）か，吸収，分布，代謝，排泄への作用を介する（**薬物動態的**（*pharmacokinetic*）相互作用）か，いずれかで起こる。薬物相互作用の結果，有害な反応が起こるか，効果が修飾される。具体例を以下に示す：

- **薬力学的**―類似の効果を持つ2つの薬の併用により起こる薬物相互作用。例えば，アンジオテンシン変換酵素阻害薬（ACE 阻害薬）とカリウム保持性利尿薬の併用は，高カリウム血症と不整脈を引き起こすことがある。
- **吸収**―肥満の治療に用いるオルリスタットは，いくつかの薬（例：抗痙攣薬）の吸収を阻害するので，その結果，痙攣を引き起こすことがある。
- **分布**―血漿蛋白と結合する薬（例：フェニトイン，アスピリン）は，互いの蛋白結合を阻害し合い，血漿中の非結合の（すなわち，活性の）分画を増やすことがある。
- **代謝**―異なるメカニズムで胃酸の分泌を減らすような多くの医薬品（例：シメチジンやオメプラゾール）は，ワルファリンの代謝を阻害するので，ワルファリンの抗凝固作用を増強し，出血反応を引き起こすことがある。
- **排泄**―抗不整脈薬であるアミオダロンは，心疾患を持つ患者に広く処方されるジゴキシンの排泄を減らすので，その結果，必要投与量を減少させる。

多くの医薬品は肝臓のチトクロムP450（CYP450）酵素により代謝されるが，CYP450の活性は様々な医薬品により誘導されたり阻害されたりする。CYP450にはいくつかのサブグループがあり，その活性は以下の要因によっても影響を受ける：

- **薬草**—例：セイヨウオトギリソウ（セントジョーンズワート）は酵素誘導物質であり，シクロスポリンを含む様々な薬の効果を減少させることがある。
- **食品**—例：グレープフルーツは酵素阻害物質であり，高血圧や狭心症に使われるある種のカルシウム拮抗薬の血漿濃度を増加させる。

医薬品は**アルコール**とも相互作用を起こすことがある。例えば，（抗生物質である）メトロニダゾールはアルコールの代謝過程の一部を阻害するので，併用（推奨されない）すると，強い血管拡張を引き起こすことがある。

安全性の概念

定義

安全性とは，**有害性の相対的な欠如**と定義できる。われわれは多くの場合，「安全性」という用語を別の意味で用いている。例えば，「安全性」のデータといえば，有害性についての報告を収集することを意味する場合が多い。製薬企業における安全性部門では，一般的に，安全性よりも有害性に関心が向けられている。しかしながら，医薬品を使う者にとってはその医薬品がどれくらい安全なのかという問いが重要であり，これは医薬品安全性監視が徐々に関心を向け始めている問いでもある。安全性の確立は，無為に時を過ごして何も起こらないように願っているだけでは達成されない。多くの医薬品の使用者におけるデータを生み出すような積極的なプロセスが求められており，これが，現在医薬品安全性監視の分野に携わる者が直面している主な課題の1つである。

実際には，絶対的な安全性など存在しない。なぜなら，何かが完全に無害であっても，それを完全に確証することは不可能だからである。例えば，ある医薬品が99万9999人に投与されて何の問題も起きなかったのに，100 万人目の人に害が起きる，ということは考えにくいが，あり得ないことではない。いずれにせよ，われわれは，すべての薬理学的に活性のある物質は有害反応を起こす可能性をもつことを知っている。われわれが，ある医薬品が「安全である」と言うとき，**それは治療対象の疾患とその医薬品に期待されるベネフィットに照らして**有害反応が起こる確率が低く，許容範囲にあるということを意味する。疾患に照らして，という点は重要である。なぜなら，より重篤な疾患を持つ患者は，軽度あるいは自然治癒する疾患を持つ患者に比べて，有害反応が起こる可能性をもつ治療を受け入れる用意があることが多いからである。「許容できる」というのは，最終的に，ある一連の行為（例：薬物治療）と他の行為（他の治療方法や無治療）のプラスの影響とマイナスの影響を比較して決める主観的な判断である。この点に関しては，リスク・ベネフィットバランスの章でさらに詳しく述べることにする。

安全性とは動いているボールのようなものであり，経験が蓄積されていくに従って再評価することが必要である。以前は許容できる程度に安全と考えられていた治療が，新しいエビデンスやより安全な代替薬の発見により「安全ではない」とされることもある。後者の例に，1990 年代の初期まで花粉症の治療に広く使われていた抗ヒスタミン薬のテルフェナジンがある。その後，テルフェナジンは，ごく稀に，QT 延長というメカニズムを通して，重篤あるいは致死的な心室性不整脈を起こすことがあることがわかった。テルフェナジンは，プロドラッグ（つまり，活性物質の前駆体）であり，通常は肝臓の初回通過により完全に代謝される。QT 延長を起こすのは（代謝が阻害された場合の）親薬物であるテルフェナジンであり，代謝物は有益な効果をもたらす。そのため，その代謝物であるフェキソフェナジンが花粉症の治療薬として開発され，より安全な代替薬としてすぐに受け入れられ，テルフェナジンは使われなくなった。

■ リスクの測定

何かがどれくらい安全であるかを評価するためには，それによる害のリスクを特定し，大きさを測定する必要がある。**リスク**とは，有害なアウトカムが起こる確率である。リスクは，以下の用語で表される：

- **絶対リスク（Absolute risk）**—絶対リスクは分子と分母を持たなければばならない。割合（proportion）（例：1/100）のことも時間の概念を含む率（rate）（例：1年あたり1/100）のこともある。帰無値（つまり，リスクの増加なし）はゼロである。
- **相対リスク（Relative risk）**—相対リスクは比（ratio）であり，特定の比較対象と比較する（例：無治療と比較して2倍リスクが増加する場合は，相対リスクは2である）。帰無値は1である。

絶対リスクは，相対リスクに比べてより有用な情報であるが，相対リスクの方が測定しやすいことが多い。「**ベースライン時**」の率（つまり，介入が全くないときの効果の背景発現率）に関する情報がなければ相対リスクを解釈することは困難である。ごく小さな数を数倍しても小さな数のままであるが，頻度が高い事象の相対リスクのわずかな増加は重要かもしれない。このことを説明するために，ベースライン時のリスクが高い場合のほうが，増加症例数がずっと多いことを〈ベースライン時のリスクが低い場合に〉比較して**表2.2**に示す：

安全性の測定に関する基本的な問題は，存在する効果を測定することよりも，効果が存在しないと断定するほうがずっと困難であるということである。われわれは効果が観察されないことを望んだり期待したりすることもあるかもしれないが，何も悪いことが起こらなければ，それはすべてが良いということを意味しているのだろうか？

3のルールは定義された集団においてケースがゼロであることが観

表2.2 ベースライン時のリスクに応じた相対リスクの違いにより生じる増加症例数の比較

ベースラインのリスク	相対リスク	100万人あたりの増加症例数
1/100（一般的）	1.1（わずかな増加）	1,000
1/1,000,000（ごく稀）	10（大きな増加）	10

察された場合における単純で有用なツールである（注意:1例でもケースが観察された場合には用いることはできない）。その集団のサイズを単純に3で割ると，95%信頼限界の上限にほぼ等しくなる。実際に，この値は，統計学的に真の値であると合理的に推定される発生割合のうちの最大値である。例えば，900名の患者が新薬の抗生物質を使用し，アレルギー反応が0であった場合，統計学的にそういった反応は300例に1例（すなわち，900/3例に1例）以上の頻度で起こるとは考えにくい。

3のルールは，集団のサイズが少なくとも30例以上なら非常によく機能するので，医薬品の安全性の評価に応用可能である。

■ 診療における安全性

安全性に関して2つの基本的な要素がある：

- **本来備わっている固有の安全性**—医薬品には，その治療量で他の医薬品よりも本質的に明らかに安全なものが存在する。例えば,パラセタモール（アセトアミノフェン）による副作用（ADR）を細胞毒性のある医薬品と比べた場合。
- **使用者に依存する安全性**—ある医薬品の安全性はそれをどう使うかにも依存しうる。例えば，クロザピンの使用者の白血球数のモニタリングによって，致命的な結果に至る可能性のあるレベルまで白血球数が減少することを完全に予防することができる。したがって，こういったモニタリングを行わない使用では，推奨される手順を遵守することに比べて安全性は明らかに低い。使用者に依存する安全性の他の例としては，ペニシリンにアレルギーを持つ患者に，その情報を無視したか，情報を得ることができなかったなどの理由で，ペニシリンを投与することである。こういった例では，その予防手段（すなわち，リスクを最小化する手段）は，特定の個人において特定の医薬品を避けるということである。適切な用量の医薬品を投与することも，リスク最小化の実践例であり，多くの治療の状況に適用する。

医薬品に関して入手可能な安全性に関する情報量は，その医薬品がどれくらい研究され，どれくらい使用されたかに依存する。安全性は，入手可能な情報量によって，大まかに，以下の4つのカテゴリーに分類される：

1） **十分に確立されている（Well-established）**—何年もの間（20年以上）広く使われてきた医薬品に関しては，完全に未確認の安全性上の問題が持ち上がるとは考えにくい。
2） **確立されている（Established）**—臨床での使用に伴う安全性に関するしっかりとしたエビデンスがあるが，上記のレベル1には達していない。
3） **暫定的（Provisional）**—すべての新規に承認された医薬品に関する安全性は，日常診療で広く使われるようになるまで少なくとも5年間は暫定的である。この期間，新規承認薬は通常追加のモニタリング（**用語集**参照）の下で使用され，日常診療における安全性に関して積極的な研究を必要とする。
4） **限定的（Limited）**—すべての試験研究中の医薬品や，次のような状況下で限られた安全性に関する情報をもとに承認された医薬品：
   - 治療対象となる集団が小さい（例：希少疾患で，その治療に用いられる医薬品は**オーファンドラッグ**として知られている）。例えば，ゴーシェ病（Gaucher's disease）は，リソソーム蓄積障害であるが，通常は遺伝子組換え型グルコセレブロシダーゼが使われる。
   - 重要なベネフィットがあるか，あるいは臨床的必要性が非常に高い医薬品（すなわち，進行がんの治療のような，大きなリスクがあっても許容されるような場合）

この分類から導かれる論理的原則は，カテゴリー4の**すべての**医薬品の使用では安全性に関する情報を系統的に収集すべきであるということである。

安全性に関して「十分に確立されている」カテゴリーに分類される

医薬品が，下位のカテゴリーの医薬品よりも必ずしも安全であるわけではなく（また「確立されている」がその下位よりも必ずしも安全であるわけではない，などなど），その医薬品の安全性についてより多くの情報が入手可能であることを意味するにすぎないことを理解することは重要である。

■ リスク・ベネフィットバランス

絶対的な安全性は達成不可能なゴールなので，目標は**許容できる安全性のレベル**で医薬品を用いることができるということに置かれる。安全性が許容できるか否かを判断するには様々な要因を考慮する必要がある：

- リスクの**絶対的**レベルと健康への影響の可能性
- 期待されるベネフィットとその絶対的大きさ
- 治療の対象疾患の重症度
- 代替の治療方法を用いた場合のリスクとベネフィット
- 医薬品に曝露される個々の患者の価値観や環境

したがって，実際には，安全性が許容できるかは，効果や期待されるベネフィットと切り離して考えることはできない。医薬品の有害性とベネフィットのバランスは次の2つのレベルで考慮される：

1) **集団のレベル**—これは，規制当局や研究に基づく課題であり，医薬品の有効性から得られるベネフィットが，全体として，起こりうる有害性を上回るか否かという問題である。
2) **個人のレベル**—これは，患者との相談において臨床医が判断する課題であり，患者が受けた過去の治療，疾患の重症度，患者の環境や好みといった要因が考慮される。

有害性とベネフィットのバランスを保つプロセスは，判断に頼るところがあり，集団レベルでこのプロセスに役立てるための数学的ツールを開発しようとする試みが進められており，その試みは有望だが，判断の要素が常に残る可能性がある。リスク－ベネフィット比という用語がたびたび使われてきたが，避けるのが最良である。比とは，ある数値を別の数値で割ったものを意味し，たとえリスクとベネフィットを要約するために2つの単純な数値が得られたとしても，例えば，比が1.5であるということは何を意味するのであろうか？　概念的には，**リスク・ベネフィットの評価**において，足し算のプロセスを用いることが好ましく，その結果，リスク・ベネフィットのバランスは財務上のバランスに類似してプラスかマイナスかで表される。理想的には，貸借対照表（バランスシート）が作成され，貸方（すなわち期待されるベネフィット）から借方（すなわち，副作用（ADR））が差し引かれた結果，うまくいけばプラスのバランスがとれる。問題は，通常，貸方と借方は同じ方法で測定することはできず，いくつかの項目の大きさが不明瞭であることが多い点である。にもかかわらず，このような例えは，ベネフィットを得るために有害な反応のリスクを許容することが合理的か（否か）ということを評価するのに役に立つ。

■ ベネフィットの欠如

本書では，医薬品の効果（efficacy）と有効性（effectiveness）について，詳細に考慮することはしない。なぜなら，医薬品安全性監視は主に医薬品の臨床上の安全性に関するものだからである。しかしながら，これまで述べてきたように，安全性が許容されるか否かを考慮する際に，医薬品から期待されるベネフィットは重要な要素のひとつであり，医薬品が市場に留まっているためには，少なくても1つの適応症に関してリスクとベネフィットの全体的なバランスの評価はプラスでなければならない。これに対し，ある医薬品が初めて発売された時点では，効果（efficacy）とベネフィットの可能性に関するエビデンスが示されていなければならない。しかし，このことはその医薬品がすべての患者に有益であることを意味するのではなく（多くの医薬品は驚くほど高い割合の患者に対して効果がない），有効性（effectiveness）の「現実世界」におけるレベルが十分であり，リスク・ベネフィットバランスがプラスと評価され，月日が経っても変わらないことを意味するものでもない。

抗生物質の耐性菌の発現は，有効性（effectiveness）の低下のよい例である。もはや期待されるベネフィットが何もないのなら，安全性のレベルは低く，リスク・ベネフィットバランスはプラスではありえない。個人のレベルでは，効果（efficacy）の欠如は，時に，重大な安全性上の意味合いを持つ（それは，〈効果の欠如という〉副作用（ADR）の疑いとして報告されうる）。例えば，避妊薬あるいは避妊具に効果がなかった場合，結果として意図しない妊娠が起こる。

因果関係─医薬品によるものか？

ある医薬品がある有害事象の原因であるか否かを決めることが，医薬品安全性監視の分野で働く科学者が直面する最も重要な問いであることが多い。にもかかわらず，個人のレベルにおいてか，様々な集団に関する研究データに関してかによらず，この問いへの答えが完全に単純明快であることは稀である。リスク・ベネフィットのバランス評価の場合と同様に，判断を必要とする場合が多く，いくつかの適用すべき原則がある。上記の〈個人か集団かの〉2つのレベルにおけるアプローチにはいくつかの類似点があるが，以下では別々に考察する。

■ 個々の症例における因果関係の評価

これまでに多くの因果関係のアルゴリズムと分類システムが提唱されているが，普遍的に受け入れられているものはなく，副作用（ADR）の疑いに関する個別症例の報告の因果関係評価に価値があるかどうかは疑問視されてきた。そのような評価は，新規あるいは重要な安全性上の問題を示しているかもしれないケースシリーズについてだけ実施するほうがより効率的かもしれない。一般に，臨床試験では，そこで起こった個々の症例の因果関係の系統的な評価は，数をカウントして比較をすることに比べて，因果関係評価のための弱いアプローチである。しかしながら，市販後調査，特に処方イベントモニタリング研究（PEM：prescription event monitoring）（**第3章**参照）においては，個々の有害事象の因果関係の評価を行うことは，どれが医薬品と関連している可能性があり，どれがバックグラウンドの臨床的イベントを示しているのかを決定する上で重要となることがある。

個々の症例における因果関係の評価では，入手可能なすべての臨床情報を解析した後に，通常，以下の4つのカテゴリーに分類される：

1) **可能性が高い（Probable）**—入手可能な情報のバランスが因果関係を支持する場合。このカテゴリーには，通常，「再投与における陽性反応（positive rechallenge）」（同量の被疑薬を再投与後にその有害事象が再発すること）のエビデンスが求められる。
2) **可能性がある（Possible）**—入手可能な情報のいくつかは因果関係を支持するが，いくつかは因果関係を否定する場合。このカテゴリーには，通常，「投与中止における陽性反応（positive dechallenge）」（被疑薬を中止後に有害事象の症状が消失すること）のエビデンスが求められる。
3) **考えにくい（Unlikely）**—入手可能な情報のバランスが因果関係を否定する場合。例えば，他の要因（例：患者の疾患）が有害事象の原因となった可能性のほうが高い場合。
4) **評価不可能（Unassessable）**—妥当な判断を下すことができない。重要な情報が欠落しているためであることが多い。

このような判断を下すうえで，考慮すべき領域が，大きく分けて4つある：

1) **時間的関連性（Temporal relationship）**—治療開始からイベント発生までの時間的関係はどうか？　治療を中止（「投与中止」），あるいは再開（「再投与」）した場合に，そのイベントは消失あるいは再発したか否か？
2) **別の要因（Alternative causes）**—そのイベントが発生したことを説明できるような合併症や他の医薬品あるいは医薬品以外の曝露はあるか？
3) **イベントの性質（Nature of the event）**—いくつかの臨床上のイベントは，医薬品によって引き起こされることが多く，医薬品との関連を直接示唆する（例：中毒性表皮壊死症（TEN）のような

ある種の皮膚反応，**第7章**参照）

4）**尤もらしさ（Plausibility）**―この医薬品（あるいは類似の医薬品）で起きることがすでに知られている反応であるか，あるいは薬理学的に生物学的メカニズムを考えることができるか？

時間的関連性に関しては，因果関係が明確に否定される場合がある。例えば，（医薬品が既存の疾患を悪化させることはあり得るが）医薬品が投与される前に副作用（ADR）が起きることはあり得ない。一方で，他に原因がないときに医薬品の再投与により有害事象が再発した場合は，一般的に，因果関係に関する強いエビデンスであると考えられる。ほとんどの副作用（ADR）は治療開始初期に発生するが，前述のDoTS分類における時間経過に関する要素に関して示したように，これは常に真実というわけではない。

単に原因となりうる別の要因が特定できたことは，それが原因であることを意味するわけではない。可能性がある（possible）他の原因は，「交絡因子（confounding factor）」とよばれることがあり，交絡因子が存在する場合，そのケースは「交絡が起こっている（confounded）」と表現されることがある。この用語の使い方は，どちらかと言えば不正確であり（**図2.1**参照），避けるのが最良である。

イベントの性質と尤もらしさの問題は，注意して考える必要がある―これらの要因は因果関係の可能性を強めるかもしれないが，臨床で起きたイベントが医薬品と関連があるとは通常考えられていない，あるいは，尤もらしさを支持する情報がないことは，因果関係を否定する強いエビデンスにはならない。因果関係を示唆するエビデンスがないことは，因果関係がないというエビデンスがあることと同義ではない。

■ 臨床試験データからの因果関係の評価

ランダム化比較試験のデータがゴールドスタンダードとされる主な理由の1つは，原理的に，ランダムに割り付けられた群間で観察された差は異なる治療に起因するはずである（つまり，因果関係がある）

からである。しかし，異なる説明は可能であり，例えば，差がただ単に偶然に起こる可能性もあるし，様々なバイアス，特に測定と関連するバイアスによって引き起こされる可能性もある。ランダム化に関する問題も起こりうる—例えば，ランダム化が適切に実施されなかったかもしれない。運悪く，ランダム化をしたにもかかわらず，アウトカムに影響するような重要な要素に関して，ベースライン時において適正にバランスがとれた群ができていないこともある。これらの他の説明すべてを考慮する必要はあるが，ランダム化試験において重要な差が観察された場合には，因果関係があることが，その最も有力な説明となる。試験に適切な統計学的検出力があり（かつ観察された差が統計学的に有意で），ベースライン時の群間のバランスがよく，測定が客観的あるいはブラインドされて実施されている場合には，判断に大きく頼らずに，治療間のそのような差が真である可能性が高いと認めることができる。

■ 非ランダム化試験における因果関係—バイアスと交絡の問題

ランダム化されていない研究の場合，因果関係の評価にはずっと多くの判断が必要であり，論争の元となることが多い。そういった研究において差が見出された場合，この差は**関連**（*association*）とよばれる。偶然に関しては，ランダム化試験の場合とそれほど変わらないが，関連するかもしれないバイアスの種類はずっと多い。現実世界では，人は理由があって何かをしようとするものであり，特定の治療を受けている患者は研究対象のアウトカムに関連する因子の有無によって選択されているのかもしれない。例えば，コキシブ（**第1章**参照）を使っている患者は，従来の抗炎症薬を使っている患者に比べて，ベースラインでの消化管出血のリスクが高いために選択されていることが多い。このバイアスに対する対処が〈適切に〉されていない非ランダム化比較試験では，臨床試験において見出されるものとは逆のものを（誤って）観察してしまう可能性が高い。他にも起こりうるバイアスがあり，例えば，追跡不可能になる症例が臨床試験よりも起こりやすく，研究からの「脱落」の理由はランダムではないかもしれない。例

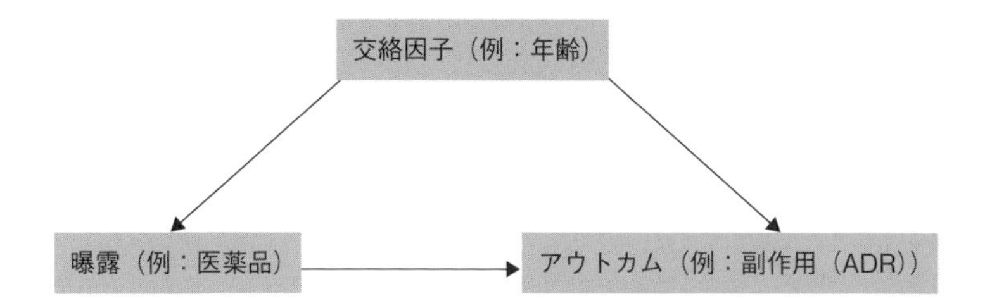

図2.1 交絡因子，曝露，アウトカム，3つの関係。曝露を受ける確率とアウトカムが発生する確率の両方に影響を与えることにより，交絡因子が関心のある関連（すなわち，曝露とアウトカムの関連）を歪める。

えば，副作用（ADR）が原因で死亡したために患者が追跡不可能になるなどが起こりうる。

非ランダム化研究では，バイアスによる大きな問題とは別に**交絡**という問題もある。交絡は，曝露（通常は医薬品）とアウトカム（研究対象の有害事象；**図2.1**）と三角形の関係を持つ。交絡が存在するとき，アウトカムのリスクはその影響を受け，また，交絡が存在するか否かは曝露の有無によって変化する。年齢は，ありふれた交絡のよい例である—簡単に言えば，高齢者はより多くの医薬品を使う傾向にあり，より有害なアウトカムも起こしやすい。したがって，観察された関連が，単に年齢の結果ではないことを確認する必要がある。ランダム化研究では，小規模である場合を除いて，年齢に関して，あるいは実際にはすべての交絡に関して，群間のバランスが保たれる傾向にあり，この問題はおおむね回避できる。原則として，交絡は，研究デザイン（例えば，関連する因子のバランスがとれるように患者や群をマッチングさせること）において，あるいは解析において統計的な調整によって対処できる。しかしながら，そのような対処には，交絡を起こす可能性のある因子がすべて特定され，適切に測定されることが求められる。喫煙も一般的な交絡因子であるが，正確な喫煙量とアウトカムとの間に密接な関連がありうることを考えると，喫煙の状況の「現在喫煙中」，「過去に喫煙していたことがある」，「非喫煙」への区分は，相当おおざっぱである。交絡に対する問題に完全に対処できていない可能性がある場合，**残差交絡**（*residual confounding*）があるといい，非ランダム化研究から得られたデータの場合，因果関係以外の可能な説明として残差交絡があげられることが多い。

■ 因果関係の評価に用いるBradford Hillの基準

もし，偶然，バイアス，交絡が存在すると考えにくいのなら，〈医薬品とアウトカムとの間に〉因果関係が存在する可能性はあるが，それでもなお，ランダム化されていないデータに基づいた関連は因果関係によるとみなすことはできない。因果関係が説明として機能するかについては，関連する一連の研究や様々なタイプのデータが存在することも少なくない。この問題に関連して，1960年代にBradford Hillが最初に提唱した9つの基準が現在でも用いられている。この基準のうちの5つは以下のようにまとめることができる：

- **強さ（Strength）**—関連が強いほど他の因子によって説明される可能性は低くなる。
- **一貫性（Consistency）**—異なる研究や異なる条件下で繰り返し観察される関連は，因果関係を支持する。
- **特異性（Specificity）**—いくつかの副作用（ADR）は完全に特異的な症候群であり（いくつかの例は前述されている），特異性は因果関係を疑う余地が少ないことを意味する。
- **時間的関連性（Temporality）**—被疑薬への曝露は常にアウトカムに先立っていなければならない。
- **生物学的勾配（Biologic gradient）**—リスクが用量あるいは使用期間に依存することを示すエビデンスは存在するか？

残りの4つの基準は，**尤もらしさ**（*plausibility*），**整合性**（*coherence*），**因果関係があることを支持する実験的エビデンス**（*supportive experimental evidence*），**類似性**（*analogy*）である。これらは，その関連が既存の科学的知識や信念に合致しているか否かというテーマと関係がある。これらの基準が満たされる場合，因果関係があるという可能性はより高くなるが，新たに特定された関連にはあてはまらないかもしれないので，これらの基準のいずれか（またはすべて）を満たしていないことが，その関係に因果関係があることを否定することにはならない。

一般的には，満たす基準が多ければ多いほど，その関係に因果関係がある可能性が高くなる。しかしながら，満たされた基準の数を足し算し合わせて最も確実な答えを得るような単純な公式は存在しない。そういった評価には，専門的な判断が必要とされ，Bradford Hill の基準はそのような判断をするための概念的枠組みである。注目すべきなのは，いくつかの基準（例：時間的関連性，用量依存性，妥当性）は，個々の症例における因果関係の評価に関してこれまでに述べたものと類似しているということである。

結論

この章では，医薬品安全性監視における最も基本的な概念について，つまり，医薬品の有害事象とは何か，どのようにしてわれわれはそれが真に副作用（ADR）であることを知るのか，安全性とは何か，また何を基準にしてその治療を安全であるとみなすのか，について考察した。リスクを測定する上で必要な概念や相対リスクと絶対リスクの違いを考察した。薬物治療のベネフィットがリスクを上回ることを確実にすることが医薬品安全性監視のプロセスにおける重要な目標であるので，リスクとベネフィットのバランスの概念は重要である。最後に，医薬品安全性監視の実践における基本的で不可欠なツールである因果関係の評価の背景にある概念について説明した。次章では，特定の医薬品と安全性の問題に関して，それらの問題に答えるうえで役立つ様々な種類のデータをより詳細に考察する。

3 データのタイプと情報源

Types and Sources of Data

はじめに

医薬品の安全性は，医薬品のすべての開発過程段階において評価される。この安全性評価のプロセスは，ヒトが医薬品に曝露される前から始まり，臨床開発の段階でも継続され，市販後の相へと続く。医薬品の安全性は，大まかには4つの相で評価され，各相で生み出されるデータのタイプは異なる。これらの相は以下のとおりである。

1） 前臨床（動物）研究
2） 健康人ボランティアでの研究（第Ⅰ相）
3） 臨床試験（第Ⅱ，Ⅲ相）
4） 市販後調査（Post-marketing surveillance）（第Ⅳ相）

上記の流れで実施されるのが自然な順序であるが，これらの相は完全に区別できるわけではない。承認薬について新たな前臨床試験が実施されることもあり，また**第1章**で触れたように市販後の臨床試験はますます重要になってきている。システマティック・レビューとメタアナリシスは，複数の研究データを統合する方法として重要である。これらは通常，有効性評価のために用いられてきた方法であるが，安全性評価の目的に用いられる機会も増えてきている。

前臨床試験

前臨床試験〈訳注：原文ではpre-clinical studies。最近では非臨床試験〔non-clinical studies〕の語が使用されることが多い。原著者からはnon-clinicalに置き換えても差し支えないとのコメントを得ているが，本書では「前臨床試験」の訳語を用いた〉は普通，げっ歯類（ウサギ，マウス，ラット）とイヌあるいは霊長類（サル）で行われる。前臨床試験の目的は，それ以下では毒性が観察されない用量レベルを明確にし，また，より高い用量で有害な影響を受ける臓器を特定することである。

研究対象になり得る最も重要な作用は：

- 主要臓器毒性
- 急性毒性および慢性毒性
- がん原性
- 変異原性（すなわち遺伝的な変異を誘導すること）
- 催奇形性（すなわち胎芽の身体的欠損を生み出すこと）

その医薬品が最終的に使用される対象集団によっては，この前臨床試験段階で毒性が認められても許容可能とみなされるかもしれない。例えば，高齢者だけに使用される医薬品の場合には，生殖毒性はそれほど重要ではないとみなされることがあり得る。

副作用（ADR）には特定の種に特異的でないものがある。動物実験で重大な毒性が発現した場合，通常，それ以上の開発は中止され，その場合，ヒトでの毒性の程度はわからずじまいになる。動物実験で重大な毒性が認められなければ，開発をヒトの段階に進めることができるが，副作用（ADR）の中にはヒトに特異的なものもある（例：βブロッカーのプラクトロールによる，複数の器官が障害される皮膚粘膜眼症候群）。例えば，サリドマイドの奇形が〈訳注：当時，一般に実施されていた動物実験の範囲では〉予測できなかったとの理解が一般的には受け容れられている。

一般的に，前臨床研究にはヒトの毒性の予測にいくらか有用という程度の価値しかなく，これらの研究結果が，ヒトが使用した場合にあてはまるのかを検討することが続けられる。概して，前臨床試験が果たす役割は，ヒトでの使用が許容される程度に安全であることの保証という点では極めて限定的である。

ヒト・ボランティアでの研究（第Ⅰ相）

ほとんどの医薬品で，ヒトへの最初の曝露が起こるのは健康人ボランティア試験においてである。ただし，がんの治療に用いられる細胞毒性薬は例外である。試験に参加する被験者は医師の監督下で注意深くモニターされ，救急救命具がすぐに使える状況になければならない。試験の目的は，用量を確立し，医薬品の吸収・代謝・排泄や様々な標準的計測値（脈拍，血圧，心電図，血液学的検査など）に対する影響を調べることである。この段階で，重大な有害な作用はなさそうだと推定されると，適応となる疾患を持つ患者を含む臨床試験の検討が可能となる。

健康人ボランティア（第Ⅰ相）研究は，一般的には長期にわたって安全に実施されてきたという実績をもっているが，時には重大な有害反応が起こる。例えば2006年，ロンドンで，ヒトで初めてTGN1412というモノクローナル抗体の投与を受けた6名全員が急速な多臓器不全を発症した。英国規制当局はこの事件を詳細に調査したが，反応は予期し得ない生物学的作用によるものであったと結論した。さらに，予期せぬ重大な事件が2016年にフランスで起きた。BIA 10-2474という脂肪酸アミド加水分解酵素阻害薬を健康人ボランティアに用量を増加させて投与した時，1名が死亡し3名が重篤な神経障害を負った。その時点で，すでに80名の健康人ボランティアにそれが投与されていたが，同様の作用は観察されていなかった。

臨床試験（第Ⅱ，Ⅲ相）

臨床試験は通常，効果と安全性の両方を研究するようにデザインされるが，通常は有効性が主要なエンドポイントである。臨床試験のデザインには，複数の治療群へのランダムな割り付け，対象者や観察者／研究者に対する割り付け結果のブラインド化，性能が検証された計測機器の使用など，バイアスを最小化するための様々な特徴がある。最初に比較的小規模の第Ⅱ相試験が実施される。これらの試験では，効果と必要な投与量に焦点があてられることが多い。その後，より規模の大きい第Ⅲ相試験が行われ，これが市販前の安全性情報データベースを構成する最も重要な要素になる。試験薬と対照薬（プラセボまたは代替となる実薬）投与後に対象患者に発生するすべての有害事象が系統的に記録される。測定バイアスを最小にするためには，通常すべての試験参加者（すなわち患者と医師。これは二重盲検化（double blinding）と呼ばれる）に対して，割り付けられた治療をブラインド化するが，これができない場合でも，アウトカム評価者に対しては，特にその評価に主観的要素が含まれる場合にはブラインド化（単盲検化（single blinding）の一種）が行われる。

臨床試験では，評価対象薬について，対照薬に比べて有害事象が有意に高率で発生しているかどうかを見出すことを目的としてデータ解析が行われる。通常，概括安全性評価のために承認前の全試験のデータが集積され，規制当局に提出される。臨床試験では頻度の高い有害反応の多くが見出されるが，次に示すような重要な限界をもつことが多い：

- 患者選択―副作用（ADR）発現のリスクが高い患者や他の類似薬で効果が見られない患者は，しばしば対象者から除外される。
- 試験のサイズ：稀であるが重篤な副作用（ADR）を検出するには，試験対象者数が十分でない。
- 人為的な状況―患者は日常診察における場合に比べ，より綿密にモニターされる。
- 「ハード」なエンドポイントではなく，代理の効果指標が測定される。
- 追跡期間は一般的に短く，週単位または月単位であり，年単位ではない。

臨床試験終了後，さらに数カ月または数年にわたって治療が継続され，より長期の安全性調査が行われることもある。この調査は，open-labelでの期間延長と呼ばれ，どの治療が行われているかがわかった状態で実施される。臨床試験がもっぱら市販後に実施される場合，患者数が十分多く，除外基準が少なく，アウトカムに臨床的に重要で測定も容易なもの（例えば死亡）が設定されている臨床試験からは，重要で新しい安全性情報がもたらされるかもしれない。このような研究はしばしば“large simple trials”と呼ばれる。

医薬品の開発過程のうち臨床試験段階では，被験者の保護が安全性に関する重要な関心事である。研究者には，重篤な有害事象を迅速に記録し報告する義務が課せられる。重篤で未知の副作用（adverse reaction）疑い（SUSAR。**第5章**参照）が発生した場合には，その症例のブラインド化を解き，規制当局へ報告しなければならない。重篤な新たな危険性の発見が臨床試験，さらにはその医薬品開発プログラム全体の中止につながることもある。すべての臨床試験において（データモニタリング委員会を含む）安全性モニターの仕組みを設けなければならず，副作用（adverse reaction）疑いが発現した結果について，ブラインド化を解いた状態で，あらかじめ計画された一連の逐次解析の手順に従うことなどによって監視する。このような手順が試験の整合性を損なわないように注意することは必要だが，被験者が不必要な危険にさらされないことが最も重要である。この点で，臨床試験には安全性を確保するという倫理的な側面があり，多くの国で臨床試験の開始前に倫理審査委員会の承認を必要とする。倫理の問題については**第8章**で考察する。

市販後調査（Post-marketing surveillance）（第Ⅳ相試験）

市販前の研究には限界があるので，新薬が上市されたときの安全性情報は暫定的なものとしかみなすことができない。日常診療の場における医薬品の使用から得られるさらなるエビデンスを収集する必要がある。日常診療ではより大規模で臨床試験とは異なる集団に医薬品が使用され，組織的なモニタリングは行われないなど，医薬品の使われ方がいくつかの重要な点で臨床試験とは異なる。一般に，副作用（ADR）の自発報告は市販後のそのようなモニタリングの土台とされており，その主たる目的はそれまで知られていなかった危険性に関する「シグナル」を検出すること（仮説の生成）である（**第4章**参照）。続いて正規の薬剤疫学研究がデザインされ，重篤な副作用（ADR）の疑いについての調査と特徴づけ（仮説検証）が行われなければならない。

市販後に新薬の安全性がどの程度研究されるかは，その医薬品がどれだけ使用されるかに相当程度依存する。医薬品の受け容れ過程が遅い場合，その使用者が正式な薬剤疫学研究を実施できるだけの十分な数になるまでに時間がかかるかもしれない。反対に受け容れ過程が速い場合，安全性の問題を特定し調査している間にも，多くの人が重大な安全性上の問題の結果に苦しめられることになるかもしれない。

副作用（ADR）の自発報告制度

副作用（ADR）の自発報告制度の第一の目的は，それまで知られていなかった薬物毒性に関する早期の警告，すなわち「シグナル」を生み出すことである。**第1章**で論じたように，この副作用（ADR）自発報告制度は，サリドマイドによる催奇形性という悲劇を受けて1960年代に発展し，現在では先進諸国といくつかの発展途上国で確立されている。副作用（ADR）自発報告の主要な情報源は医療従事者であるが，最近では，患者からの報告も，シグナル検出における評価は十分には確立していないとはいえ，広く受け容れられるようになった。また最近，すべての報告の電子的な伝送が，多くの国で製薬企業と規制当局の間で標準となっており，医療従事者からの最初の伝達においても，世界の多くの地域で実施されつつある。

副作用（ADR）の自発報告は，医薬品による未知で重篤な有害な作用の可能性を検出することを本来の目的とし，副作用（ADR）が疑われる症例報告を収集・整理する仕組みと定義することができる。

第2章で述べたように，個別症例ごとの因果関係については，既存の基準に基づいて評価することができる。しかし，医薬品がそれまで全く知られていなかった症候群の原因となるような非常に稀なケース（すなわち，特定の医薬品とイベントの関連が完全に特異的であるような場合）を除いて，一連の副作用（ADR）の自発報告は，因果性に関する限られたエビデンスをもたらすにすぎない。そのため，一般的にはこのような仕組みから得られるデータは，答えを与えるというより問題を提起するものである。

今日，副作用（ADR）の自発報告システムは世界中で数多く実施されており，全般的には成果をあげているが，主に次の2つの理由から「万能薬」ではない。1つ目は，得られる結果は，本質的に「シグナル」，すなわち，さらなる評価と調査を必要とする関連の可能性にすぎず，シグナルの一部が後日偽陽性である（すなわち，その医薬品とは関係がない）ことが判明することは避けられない。2つ目は，この方法は，すべての未知の副作用（ADR）の早期検出という点でも完全というには程遠い。偽陰性の場合もあり，それらは最終的には，別の方法で明らかにされる（例えば**第1章**で触れた，プラクトロールと皮膚粘膜眼症候群）。

■ 自発報告プログラムの鍵となる要素

副作用（ADR）の自発報告は，概念的には単純なものである。報告は自発的に行われ，情報がデータベースに入力され，その定期的スクリーニングによりシグナルを検出する。この仕組みが成功するために不可欠な主な要素を次にまとめる。

協力する意志をもった医療従事者

自発報告の価値は，主に，ある医薬品が特定のイベントを引き起こしたかもしれないという疑いが報告されることに由来する。今や，多くの国のプログラムが，医師，薬剤師，看護師，助産師など患者のケアに関わるすべての医療従事者に報告を奨励している。報告が患者や介護者（あるいはその患者を日常的にはケアしていない医療従事者）

によって提出された場合には，通常その患者に関する多くの臨床上の情報を持っている主治医（多くの国では家庭医）に問い合わせをすることにより，得られるものが多い。

自発報告の仕組みが成功するためには臨床医の協力が不可欠であり，その報告は実際上，常に自発的に行われる。副作用（ADR）報告を医療従事者の「義務」とする国もあるが，通常は報告を強制する実際的なメカニズムがないために，そのような国で人口一人あたりの報告率が特別高いという傾向は必ずしもみられない。医療従事者が副作用（ADR）報告をする（また，報告率がはるかに高い国がある）理由は十分には理解されていないが，報告の仕組みのその他の要素など，複数の要因があるようである。

報告方法が単純であること

報告方法が簡単でない限り，多忙な医療従事者が自発的に報告を行うことは期待できない。報告を促進するためには，記入が容易で整然としたレイアウトのフォームが容易に入手できることが必要であり，国際的に認められた標準的フォームが広く使用されている。紙と電子媒体の両方が利用可能であり，紙の場合は無料で郵送できることが必要である。

電子的報告の方法がますます重要になっており，今では医薬品安全性監視のセンターが電話用のアプリや他の機器を開発した国もある。多くのセンターで，口頭（例えば電話），手書き（ハードコピー），電子的報告など，異なる形式での報告を受け付けるようになるであろう。しかし，いずれの方法でも個別症例報告に必要な項目が満たされなければならない。

データベースへの迅速な入力

データベースへの速やかなデータ入力を確実に行って積み残しを避け，重大な新しい情報を含んでいる報告をできる限り早く評価することが重要である。多くの国で，タイムリーなデータ入力と報告の評価を確実に行うために，標準的な作業手順を定めている。

データ入力には，被疑薬（および併用薬）と疑われた副作用（ADR）の両方のコーディングが含まれる。データのコーディングには，標準用語集を用いるべきである。医薬品のコーディングには医薬品名の辞書が必要であり，最も一般的に用いられているのは，WHOによって管理されているものである。これは，ATC分類システム（Anatomical Therapeutic Chemical classification system，解剖治療化学分類法）を用いたもので，約50,000の医薬品名が収載されている。

副作用（ADR）報告のコーディングと評価

副作用（ADR）のコーディングには，国際的な医学用語集，特にICH国際医薬用語集（Medical Dictionary for Regulatory Activities，MedDRA）またはWHO副作用用語集（WHO Adverse Reaction Terminology，WHO-ART）が用いられている。報告のその他の詳細，例えば患者の詳細（年齢，性など），副作用（ADR）発生までの時間，副作用（ADR）の重症度，および患者の転帰についても，データベースに入力されなければならない。個々の報告について本格的に因果関係の評価（**第4章**参照）を行うか，また，個別報告の臨床的評価をどの程度行うかは国によって異なる。

症例報告の追跡

「追跡」のために報告者に連絡をとることがあり（「追跡」では詳細な追加的な臨床情報の提供（例えば検査や剖検の結果など）を求める），初回の報告後に起こったアウトカムを突き止める。ほとんどのシステムで追跡は，報告の重要性に関する判断，症例評価に重要な情報がすでにどの程度得られているかを参考に，選択的に実施される。初回の報告を評価した後にすべての報告者に連絡し，必要に応じてさらなる情報を求めるシステムもある。単純には，重篤症例の報告はすべて追跡するのが原則である。

シグナル検出のための解析ツール

自発的に報告された副作用（ADR）からシグナルを検出するため

の分析方法は，今日多くのシステムで用いられており，**第4章**で詳細に論じる。

シグナル処理の手順

いったんシグナルが検出された後の次のステップは，ほかのデータソースからの情報も含めて，関連する情報をすべて評価することである。シグナルの評価はリソースを要する作業であり，データベースから多数のシグナルが検出されることもあるので，トリアージ法（順位決定法）やインパクト解析のようなシグナルに優先順位をつけるための中間ステップが提唱されている。これらの手法やシグナル評価の原理については**第4章**で議論する。

報告者へのフィードバック

フィードバック・ループを完成させるには，受領の確認，データやシグナル評価結果の送付を通して情報を報告者に還流させなければならない。報告者へのフィードバックの方法は，各国のセンターにより異なるが，電子的な方法の重要性が増している。

■ 英国イエローカード制度で報告された最近の自発報告のデータ

先進国における副作用（ADR）の自発報告により受領したデータの特性を説明するために，われわれは英国のMHRA（Medicines and Healthcare products Regulatory Agency）の情報を評価した。人口約6千万人の英国では，自発的に報告された副作用（ADR）の総数は，最近，増加している。2006年には報告数が21,419件であったのに比べ，2015年には合計39,046件の報告が受領された。この間に，異なるソースから受領した報告の割合に大きな変化はなかった。全体として，医療従事者から受領した割合が46%，製薬企業を経由して受領したのが40%，患者または介護者からが14%であった。致死的（5%），重篤（79%），および非重篤（16%）の割合も極めて安定していた。

2011年から2015年の間に，90歳までの10歳ごとの各年齢層のいずれにおいても年間1000件以上の報告が受領された。年齢に関係するこの間の主な変化は，0～10歳の小児における増加であり，この年齢層では報告数がおよそ2倍になった。2011年から2015年の間の報告を期間別大分類で分類すると，最も多かったのは一貫して，一般·全身障害（general disorders。特定の器官系には明確には当てはまらない反応。例えば，倦怠感），神経系障害（neurological disorders），胃腸障害（gastrointestinal disorders），皮膚障害（skin disorders）であった。これらのデータは，何が報告されたかを示しているにすぎず，そこには様々なバイアスが存在する可能性がある。例えば，幼児における副作用（ADR）の真の頻度が増加しているとは考えにくく，データに見られるこの傾向は小児における副作用（ADR）に関する認識とその報告を促すために講じられた対策の影響を表しているようである。

■ 世界各国での自発報告

自発報告制度は先進国ではよく確立されており，多くの発展途上国でも整備されつつある。医薬品規制当局によって運営されているものがほとんどであるが，そのほかのモデルもある。例えばオランダやニュージーランドにおける副作用（ADR）モニタリング·センターは，国からは独立した組織である。各地域にセンターをもつ比較的大きな国もあり，地域センターは報告の提出・処理・追跡と副作用（ADR）に関する報告の促進・教育の支援のいずれか，または両方に関する地方の基地として機能している。例えばフランスでは，国全体がそのような地域センターでカバーされ，地域センターの相互連携のためのグループ組織がフランスの医薬品規制当局に所属している。英国では，一部地方だけが地域センターで管理されており，他の地域については中央に報告され，そこで処理される。

ほとんどの国で，製薬企業は副作用（ADR）の自発報告を国に提出することが法的に義務づけられており（**第5章**参照），報告は国のデータベースに記録される。国によって，製薬企業経由で来る報告が占める割合は様々である（例えば，ドイツ，米国，およびシンガポールでは報告の大半が企業経由であるが，英国ではその割合は少ない）。

臨床医が企業と国の両方に報告すること，また，同じ症例を2人以上の臨床医が報告することにより，重複報告の可能性が存在する。このような，データベース中の重複報告例をスクリーニングする系統的対策が必要であるが，機密保持に関する規制強化と共に，この課題はより難しいものになっている。

副作用（ADR）報告の国際標準は，国際医学団体協議会（Council for the International Organizations of Medical Sciences, CIOMS）と日米EU医薬品規制調和国際会議（International Conference on Harmonisation, ICH）によって1980年代後半から進められている（**第6章**参照）。

■ 自発報告の強みと限界

自発報告の主な強みはその単純さ，すなわち，普遍的に実施可能（すべての医薬品を常に）という点と，この制度がなければ記録に残されないかもしれない臨床現場での疑いを迅速に把握する力にある。理論的には，自発報告は運営経費が安価なシステムであるが，世界中で多くのリソースが投入されており，重複する作業が行われているため，総合的にみるとそれほど効率的には実施されていない。

自発報告の方法の主な限界は，過小報告の問題が避けられず，かつそれを定量化できない点と，データが誤って解釈される可能性があるという点にある。しかし奇妙なことではあるが，データに影響するバイアスは，自発報告の目的に合致する好ましい特徴を持ち，この特徴のゆえに自発報告制度が推進されてきた。すなわち，副作用（ADR）は重篤，未知，または新薬による場合ほど報告されやすいが，これらの特徴はすべて自発報告制度にとって望ましい。情報が周知されることによってもたらされる効果は，自発報告がもつもう1つの重要なバイアスであり，望ましくないことが多い。しかし，このバイアスは，何らかの形で有害な影響が認識された後にのみ起こるものである。したがって，このバイアスは自発報告の本来の目的を損なうものではないが，情報の周知後のモニタリングで得られるデータの解釈を困難にする。

自発報告のデータはしばしば誤って受け取られる。例えば，ある医薬品に副作用（ADR）によることが疑われる死亡が（例えば）50例報告されたとの情報は，特に一般の人にとっては心配すべき情報と受け取られる。しかし，このような情報は疑われた副作用（ADR）の性質，その医薬品が何のために使われるのか，どれほどの量が使われたのか，因果関係を支持するエビデンスとしてほかに何があるのかなど，複数の要因についての注意深い検討なしには正しく解釈することはできない。副作用（ADR）の自発報告のデータベースには，背景の「ノイズ」，すなわち，疑い症例ではあるが実際にはその医薬品が原因ではないようなものがかなり含まれている。しかし，この点は理解されないことがしばしばであり，こうしたタイプのデータを誤って解釈することにつながりかねない。

副作用（ADR）の自発報告によってシグナルを最も検出しやすいのは背景発現率が低い比較的稀な副作用（ADR）においてであることを認識しておくことは重要である。比較的発現率が高い副作用（ADR）は，新薬開発の早期の段階において臨床試験で発見される可能性が高く，背景発現率が高いときには稀な副作用（ADR）を検出することは困難である。なぜなら，臨床医は（心筋梗塞のような）発生率の高い疾患のケースを見ても特に驚きに値するとは感じないからである。

副作用（ADR）の自発報告制度は，十分確立された方法であるが，制度の有用性と，得られるデータは，しばしば誤って受け取られる。例えば，政治家グループによって2005年に作成されたある報告では，英国の副作用（ADR）自発報告制度について「失敗していることが広く認められている」としているが，これをこの分野の専門家は誰も受け容れないであろう〈訳注：ここで言及されているのは英国下院の議員によって構成されるHealth Committeeからの報告書である〉。このような評価になった主な理由の1つは，過少報告の問題のようであるが，これは自発報告に内在する特徴である。過少報告に関してはいくつかの神話が広く受け容れられているが，このような神話に対しては疑問が投げかけられてよいだろう。第一の神話は，過少報告の程度はおおむね約90％（すなわち副作用（ADR）はその10%が報告されているにすぎない）というものである。この点には非常に限られたエビデンスしかなく，実際には過少報告の程度は，重篤性，医薬品としての新規性，疑われた副作用（ADR）の特徴などの要因によって相当変動する。副作用（ADR）の自発報告制度に対する批判者は，自発報告制度の有効性は報告数に直接比例すると信じており，さらには，過少報告が制度の概念全体を揺るがすと考えるものもいる。このような見方に確かな根拠はないし，自発報告制度の数十年にわたる経験の蓄積を反映したものでもない。

制度の限界について述べたが，副作用（ADR）自発報告が目的とするところを遂行するためのシステムが，予測可能な程度の近未来においても必要であり続けることは明らかである。また，ほとんどの医薬品において，自発報告だけに頼るのでは不十分であり，薬剤疫学研究によって安全性を研究する事前行動型のアプローチが求められていることも明らかである。

薬剤疫学研究

薬剤疫学は，集団における医薬品の影響を研究する科学的分野であり，焦点は市販後における有害作用の可能性と安全性を測定することに向けられる。薬剤疫学研究は，「**観察的**」研究である（一方，臨床試験は「**実験的**」あるいは「**介入的**」研究である）—すなわち日常診療下での医薬品の影響を測定することを意図する研究である。臨床試験よりも，より大きな集団を研究対象とすることが可能で，結果は一般に当てはまるものである可能性が高い。しかしながら，**第2章**で述べたように，ランダム化していないため，因果性の解釈はより難しい。観察研究は，関連（または関連がないこと）に関するエビデンスを提供するものであり，因果性の判断は，得られるすべての情報を考慮したうえで行われなければならない。**第2章**の内容を要約すると，関連が見出されたときには次に示す4つのいずれかで説明される可能性を考慮する必要がある。

1） **偶然**—統計学的に有意かどうか考慮する
2） **バイアス**—系統的なエラー
3） **交絡**—医薬品とアウトカムの両方に関連している第三の因子によって見かけ上の関連が得られている
4） **因果効果**—Bradford Hillの基準で評価し，そのほかの説明が合理的理由によって否定される

研究デザインには2つの基本的なタイプがある。

- **コホート研究**—医薬品の使用者（曝露）をすべて特定して追跡し，どのようなイベントまたは副作用（ADR）（アウトカム）が発生するか見出す。
- **症例対照研究**—疾患（アウトカム）が発生した，すなわち医薬品による可能性が推測される反応が起こったケース（症例）すべてを特定し，その症例における注目する医薬品の使用（曝露）を，その疾患が発生しなかったコントロール（対照）と比較する。

症例対照研究は，コホート研究の中で「**ネスト**」して（*nested*）実施されることもある（すなわちケースとコントロールは全員，明確に定義されたコホートに由来する）。この方法は，薬剤疫学研究で一般的に用いられている効率的デザインである。

薬剤疫学研究のデザインと解析を工夫して，バイアスの可能性を減らし，交絡因子を特定して調整することが試みられる。典型的なコホート研究では絶対リスクと相対リスクが求められるが，症例対照研究で求められるのは通常オッズ比だけであり，オッズ比は一般的には相対リスクに近似する。どちらの場合も，データは，**表3.1**および**表3.2**に示すように，2×2表にまとめられる。

表3.1の例では，研究開始時点において10,000人ずつの2つのコホートが存在し，それらが追跡され，そのうちのごくわずか（これが通常である）の人数が注目するアウトカムを起こすという点に着目してほしい。この研究から求められる鍵となる推定値は寄与リスク0.3%であり，これは（医薬品とイベントの間に）因果関係がある場

表3.1 コホート研究デザインでのリスク・データの例

	医薬品あり	医薬品なし	合計
イベントあり	50 (a)	20 (b)	70
イベントなし	9,950 (c)	9,980 (d)	19,930
合計	10,000 (a+c)	10,000 (b+d)	20,000

医薬品あり群でのイベントのリスク：a/(a+c) すなわち 50/10,000＝0.5%
比較対照群でのイベントのリスク：b/(b+d) すなわち 20/10,000＝0.2%
薬剤が寄与している絶対リスク：[a/(a+c)]－[b/(b+d)] すなわち 0.5%－0.2%＝0.3%
相対リスク：[a/(a+c)]－[b/(b+d)] すなわち 0.5%/0.2%＝2.5

表3.2 症例対照研究デザインでのリスク・データの例

	症例	対照	合計
医薬品あり	10 (a)	20 (b)	30
医薬品なし	90 (c)	480 (d)	570
合計	100	500	600

オッズ比（相対リスクに近似）=ad/bc=4800/1800=2.67

合には333人（0.3%の逆数）中1人がその医薬品によってイベントを起こすことを意味している。相対リスク2.5という値は，その医薬品を使用しない人に比べ，その医薬品で治療した人ではイベントを起こす人が2.5倍になることを意味している。

表3.2では，注目するアウトカムをもつケース（症例）の特定から研究が開始されることに着目してほしい。次に，過去における医薬品への曝露を調べるが，医薬品を使用していたのはその一部のみである。コントロール（対照）のほうが見つけやすいので，ケースよりも多く含まれるのが通例であり，これは統計的パワーを増すであろう。上に示した研究ではコントロール群のほうが医薬品を使用している人の割合が少なく，オッズ比は2より大きくなった。オッズ比は相対リスクの近似であり，以上の2つの研究からは同様の結果が得られているが，**第2章**で述べたように，コホート研究のほうはさらに絶対リスクが0.3%であるとの情報をもたらし，この追加情報は非常に有用である。絶対リスクは，標準的な症例対照研究では計算することができ

ない。

薬剤疫学研究は一から（いわゆる「フィールド」調査として）行うことも可能であるが，今日ではほかの目的のために収集されたデータ，例えば英国のClinical Practice Research Datalinkや米国の様々な健康維持・保険組織（health maintenance/insurance organisations）のデータを用いた大規模な研究が実施されることが通例になっている。

データベースが薬剤疫学研究にとって有用であるためには，以下が含まれていなければならない：

- 処方記録
- 有害事象のデータ
- 性・年齢・職業およびそのほかの健康に関連する情報

データの質が検証されている場合には，1つのデータベースの情報だけを用いて研究することも可能である。しかしながら，特に個別症例における有害事象の診断に関する適切な根拠情報を得るために，診療記録から追加的な情報を得ることが望ましい。診療記録による診断の確認がケースの除外につながることもあり，除外に値するそのほかの理由が特定されることもある。しかし，一般には，これらの除外は最低限に留め，日常臨床の状況を反映しているデータの利点を損なわないようにするほうがよい。

処方－イベントモニタリング

処方－イベントモニタリング（prescription-event monitoring：PEM，コホート・イベントモニタリングと呼ばれる場合もある）は，1970年代後半にニュージーランドで，さらに，1980年頃に英国で作られた薬剤疫学的システムである。この方法が有益であることは，日本においても示された。このシステムはほとんどの場合，新薬，特に慢性疾患に用いられる医薬品に焦点をあてて，未知の副作用（ADR）を検出する方法として，自発報告システムを補完する。ニュージーランドでは，（PEMに相当する）Intensive Medicines Monitoring Programme（IMMP）は，それが運用されていた間（1977～2013）に，数多くの新たなシグナルを見出した。

PEMでは医薬品の使用者数（すなわち，分母となる集団）がわかるので，イベントの発生頻度が計算できるという利点がある。方法論上の重要なポイントは，医薬品によることが疑われたかどうかにかかわらず，すべてのイベントを（分子として）記録するという点である。このことにより，PEMでは医師が副作用（ADR）と認識しないような医薬品の作用を見出すことができる。また，このタイプの研究は，医薬品の開発段階で見つかっていた安全性の課題を調査するために行うことも可能である。例えば，特定の副作用（ADR）の日常診療下での頻度を明らかにする，あるいは副作用（ADR）のリスク因子を調査するなどである。PEMのシステムはさらに，医薬品使用実態研究のためにも利用される。医薬品使用実態研究には患者が医薬品を中止した理由などの安全性の問題に関する調査も含まれる。

PEMではある医薬品を服用している患者を，かかりつけ医（general practitioners：GP）が発行し，薬剤師が調剤した処方の情報から特定する。英国のPEMはDrug Safety Research Unit（DSRU）により運営されており，そこでは処方の記録は中央のデータベースから提供される。それに対して，ニュージーランドのPEMでは処方の記録は薬局からIMMPに直接送られる。いずれの方法でも，全国的な患者のコホートが形成されるが，その際に（GPのデータベース〈訳注：CPRDを指す〉におけるような）処方の記録ではなく調剤の記録を用いることにより，医薬品を使用したコホートをより正確に推定することができる。なぜなら，処方のうち25%は調剤されないからである。一般的なPEMのコホートサイズは約10,000例—市販前の臨床試験で検討される対象患者数よりもほぼ1桁多いサイズである。

モニタリング期間中に発生した有害事象は，報告用紙／質問票を用いて収集する。報告用紙／質問票は患者のかかりつけ医（GP）に送付され，かかりつけ医（GP）が記入する。追加の質問票により，患者に関するそのほかの情報，例えば有害事象のリスク因子解明の助けとなる臨床の詳細についての記入を求めることもある。何年にもわたり，英国のDSRUとニュージーランドのIMMP〈訳注：厳密にはIMMPはPEMに相当するプログラムであり，英国DSRUと同等の組織はCentre for Adverse Reactions Monitoring〉はPEMを改良し，数多くの薬剤疫学研究を行って特定の臨床上の問題を検討してきた。例えば，非定型抗精神病薬に関するIMMPの研究は，クロザピンを服用している成人患者の5人に1人が夜尿症を起こしたことを明らかにした。

PEMは，市販後に安全性の研究を行うための有用で〈異なる医療環境に〉適応性のある方法であることが示されている。自発報告と同じく，PEMへの参加は強制ではなく，ニュージーランドでも英国でも，かかりつけ医（GP），薬剤師，そのほかの医療従事者，および患者の積極的な協力が得られている。ある医薬品がPEMで調査され，重大な新しい副作用（ADR）が見出されなかった場合には，その医薬品の安全性についてある程度の安心情報が提供される。しかしながら，PEMの研究は，通常，非常に稀な副作用（ADR）を検出するだけの十分なサイズを備えておらず，また長期使用による副作用（ADR）がモニタリング期間の後に起こる可能性がある。PEMは英国で続いているが，ニュージーランドでは資金不足のために2013年にIMMPが中止された。

登録制度

登録制度は個人単位の患者データを収集するのに用いられ，疫学研究に利用可能である。疾患，治療，特定の曝露，アウトカムに基づくサブ集団を完全に捉えることができる登録制度が理想である。登録制度は特に，長期間の影響，稀な疾患，稀な曝露を研究するのに有用である。医薬品の安全性に関係するものとしては以下に示すような登録制度がある。

疾患またはアウトカムに関する登録制度：

- がん
- 希少疾患

- 胎児／新生児のアウトカム（妊娠登録制度または出生登録制度により捉えられたアウトカム）

医薬品に関する登録制度：

- リスク最小化プログラムの一部として実施されるもの（例えばクロザピンの無顆粒球症のリスク最小化計画のためのモニタリングスキーム）
- 希少疾患治療薬
- 妊娠中に使用した薬剤

関節リウマチの生物学的製剤に関する情報収集を目的とした登録システムは，疾患と医薬品の両方に基づく登録の例である。疾患の登録制度のほうが，研究をデザインする上ではより柔軟性がある—これは特定の医薬品に曝露されていない患者は比較の目的のために有用だからである。

システマティック・レビューとメタアナリシス

これらはevidence-based medicineにおける重要なツールであり，その基本的目的は多くの場合，健康政策や治療方針に関する指針を示し，将来の研究課題を明らかにすることである。

システマティック・レビューでは，ある特定の疑問に関するすべての関連研究を統合して評価する。このようなレビューでは，通常，科学文献として公表された研究論文を見出すことに重点を置くが，幅広くシステマティック・レビューを行う著者が未公表のエビデンスを得るために研究者に連絡することもある。「コクラン共同計画」というグループが，治療法を評価することを目的に組織された。その結果はコクラン・ライブラリの形で出版され広く利用されており，いくつかの国では無料での利用が可能である。ほとんどの場合，ランダム化試験から得られた有効性のエビデンスに焦点があてられているが，コクラン・レビューの多くは安全性のアウトカムに関する情報を含んでおり，有害事象の評価に関するグループも組織されている。

メタアナリシスは，異なる試験結果を量的に統合することにより，特定の効果に関する総合的な1つの推定値を与えるものである。この場合，1種類のタイプ（例えばランダム化試験）のエビデンスだけを用いるのが最善であり，アウトカムはすべての研究において，同じ形式で表現されていなければならない。これまでは，メタアナリシスは有効性に焦点をあてたものがほとんどであったが，有害なアウトカムに用いることも可能であり，その方法は医薬品の安全性の問題やリスク・ベネフィット評価にも寄与する。観察研究データを用いたアナリシスも可能であるが，ランダム化比較試験の場合よりも，意見が分かれることが多い。

メタアナリシスは，実際上「研究の研究」であり，明確な研究計画に基づいて実施されるべきである。出版されているか否かに関わらず，可能な限りすべての関連研究が含められるべきだが，重複は避けなければならない。結果の提示においては，統合結果に加えて個々の研究結果も示すべきである。メタアナリシスは，複数の研究結果を単純に足し合わせるものではない。分子と分母を単純に足し合わせるのではなく，大きい試験ほど大きな重みをもつように，研究の精度に従って重み付けをした上で，それぞれの研究で観察された治療間の効果指標の差を統合する。

統合された推定値を提示すると共に，メタアナリシスは，利用可能なエビデンスの長所と限界を理解することを助けるものでなければならない。個々の研究結果がなぜ異なるのかを検討することが重要である。データに高度の異質性がみられる場合にも，その異質性を図に示すことはできるが，そのような場合，単一の統合値を計算するのは賢明とはいえない。

結論

本章では，医薬品安全性監視で用いられる主なデータのタイプについて触れた。主なデータのタイプには，前臨床試験，臨床試験，副作用（ADR）自発報告のデータ，薬剤疫学研究（症例対照研究，コホート研究，およびPEM研究を含む），登録制度，システマティック・レビューとメタアナリシスが含まれる。これらすべてのデータソースの可能性についてまとめ，その長所と限界について述べた。次章では，それらのデータが医薬品安全性監視全体の中でどのように適用されるかを明らかにする。

4

医薬品安全性監視のプロセス

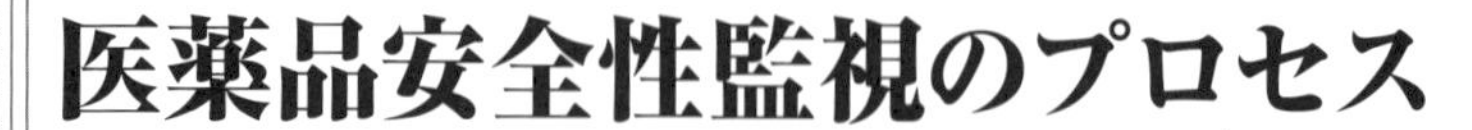

The Process of Pharmacovigilance

概要–リスク管理のプロセス

第1章で示したように，医薬品安全性監視は基本的に医薬品のリスク管理のプロセスである。このプロセスはハザードの可能性を特定することから始まり，次いで，これが評価され，調査され，さらに必要があれば,リスクを最小化するために何らかのアクションがとられる。その実施には医薬品を処方する者と使用者とのコミュニケーションのためのツールが必要であり，また最終段階では，このプロセスの有効性について評価されるべきである。リスク管理全体のプロセスは反復的であり，その理由としては，新しいエビデンスが明らかになる，あるいは，対策が不十分であることが明らかになるなどの可能性が挙げられる。医薬品の安全性に関する問題が完全にかつ永久的に解決されることは稀である。

プロセスの始まりは通常「シグナル」(さらに検討が必要な何か)であり，これは真のハザードの特定につながらないこともある。しかし，真のハザードの特定につながるか否かが問題になる前に，シグナルを見出す必要がある。

シグナル検出

シグナルとは何か？

WHO はシグナルを以下のように定義している：

「それまでに知られていなかったか，不十分にしか記述されていなかった有害事象と医薬品の因果関係の可能性に関する報告された情報，イベントの重篤性や情報の質にも依存するが，通常シグナルを生み出すためには1つ以上の報告が必要である。」

この定義はもっぱら副作用（ADR）の自発報告データに焦点をあてているようである。より広い観点からは，「シグナル」を単純に以下のようにみなすこともできるであろう：「利用可能なデータから得られる，ある医薬品がこれまでに認められていなかったハザードと関連している**かもしれない**，あるいは既知のハザードがこれまでの知見と定量的に（例：高頻度）あるいは定性的に（例：より重篤）異なる**かもしれない**という警告」。この観点はCIOMS VIIIの報告（**第6章**参照）と一致しており，これによればシグナルを次のように定義している：

「単一あるいは複数の情報源（観察研究や介入研究を含む）から得られた情報であり，介入と有害あるいは有用な，1つまたは一連の関連するイベントとの新たな因果関係の可能性，あるいは既知の関連の新しい側面を示唆するものであり，検証するためのアクションを取るに値する程度の可能性が十分あると判断されたもの。」

実際には，ほとんどのシグナルはこれまでに認められていなかったハザードに関するものであるが，既知のハザードがそれまで考えられていたより重篤かもしれないというシグナルの特筆すべき例が，1990年代中頃に発生した。非ステロイド性抗炎症薬のチアプロフェニック酸は，10年以上にわたって膀胱炎を引き起こすことが知られていたが，一連の症例報告により，膀胱炎が認識されないまま医薬品が長期間投与されると，重篤で慢性的な膀胱炎が起こりうることが示唆された。その多くの場合に，膀胱の手術による切除が必要となり，永続的障害に至る。

シグナルの中には（例えば医学文献から）受動的に検出されるものもあるが，シグナル検出のプロセスは根本的には能動的である。大規模なデータベースにおけるシグナル検出は，見出されるのが1つではなく多数であるという違いはあるが，「干し草の山の中から1本の針を探すようなものである」といわれる。現在，このプロセスに関連して「**データマイニング**（大規模なデータセットの中からパターンを能動的に探す)」という語が，特に，副作用（ADR）の自発報告に関する大規模データベースからの系統的なシグナル検出に関連して，広く使われている。

■ シグナル検出のプロセス

副作用（ADR）自発報告から得られるシグナルは，通常，特定の医薬品に関して報告された副作用（ADR）が疑われる一連の類似した症例から見出される。疑われた副作用（ADR）が一般集団では稀な疾患（例：再生不良性貧血，中毒性表皮壊死症）であるとき，ごく少数でも複数の症例が1つの医薬品に関連して見られるのなら，たとえ医薬品がかなり広く使われていたとしても，これが偶然である可能性は低い。これに対し，単一の症例では，シグナルを生成するには一般的には十分ではないと考えられているが，特に重要で医薬品に関連する可能性が高いタイプのイベント（例：アナフィラキシー）は例外である。一般にシグナル生成には最低でも3症例が必要と考えられている。

医薬品がどの程度使用されているか（すなわち，医薬品の曝露に関するデータ）は，報告された一連の症例の背景を理解する上では有用であるが，評価を必要とするシグナルであるか否かを決める上ではそれほど重要な要素にはならない。また，個々の症例のエビデンスの強さはあとで検討する際には重要になるが，最初の段階で重要なのは，症例数が予想外に多いといってよいかどうかである。

これまでに，様々な方法が自発報告データを用いたシグナル検出に用いられてきた。実際に調剤された量あるいは規定一日用量（defined daily dose）（あるいは，正確性という点では劣るが，売り上げから求めた推定用量）を分母データとして利用した報告率（reporting rate）の計算は，ほかの治療薬と比較すれば，特定の副作用（ADR）

のシグナルの検出が可能となるかもしれない。ただし，副作用（ADR）自発報告数は，過少報告の問題をもち，その程度は変動し未知であり，売り上げのデータから求めた分母データは極めて不正確である可能性があり，そのような比較はおおまかなものである。また，特に比較される医薬品の市販されるにあたっての適応や投与期間が異なる場合，あるいは，有害作用が相当程度周知の事実となっているのが比較される医薬品のうち一方についてだけである場合には，そのような比較はバイアスの影響を受けるかもしれない。

■ 不比例性のアプローチあるいはシグナル検出

医薬品同士を比較するためのほかの方法は，特定のタイプの特定の医薬品について，すべての副作用（ADR）―通常，1つの器官別分類（例：消化管，皮膚）に属するすべての副作用（ADR）―に占める個々の副作用（ADR）の割合を用いるものである。これは，「**プロファイリング**」の方法として知られており，医薬品の使用量に依存しない点が報告率より優れている。データは「副作用（ADR）プロファイル」として図で示される。割合を用いるこの方法は，1990年代中頃以降に発展し，現在も広く使用されている統計的な方法の基礎となった。これらの方法の重要な利点は，自発報告以外のデータ（例：医薬品の使用量）を必要としない点である―すなわち，この方法はもっぱら単一のデータベースの情報に完全に基づいたものである〈訳注：ここで述べられている「プロファイリング」は英国規制当局で1960年代後半に用いられていた方法で，1990年代以後のデータマイニング法とは異なる。〉。

このような「不比例性（disproportionality）」の測度の基本的な発想として，特定の医薬品-反応の組み合わせに関する報告数が，背景のノイズとして期待される数よりも多いか否かを測定しようとするものである。すべての医薬品をまとめると，大規模な副作用（ADR）データベースにおける特定の反応に関する報告が占める割合は，時間の経過とともにかなり安定した値を示す。その割合が，比較のためのベースライン，すなわちシグナルが見出されないときに期待される値として用いられる。例えば，1990年代中頃の英国におけるイエローカードデータベースには，30年以上にわたり何らかの医薬品について報告されたおよそ600,000の報告があった。これらのほぼ800（約0.13%）が，「ブドウ膜炎」（眼球壁の中間層の炎症）として分類されていた。新しい抗結核薬，リファブチンが市販され，はじめの数年で，この医薬品の副作用（ADR）としてブドウ膜炎が疑われた41例が報告された。その時までに，リファブチンに関して報告された何らかの副作用（ADR）は，合計で55件に過ぎなかった（すなわち，75%はブドウ膜炎に関するものであった）。この例では期待されるブドウ膜炎の報告の割合は（リファブチン以外の医薬品をまとめることによって得られる）0.13%であったが，リファブチンで観察された値は75%であった。75を0.13で割ると500以上となる—これは「*proportional reporting ratio*（*PRR*）」として知られている。PRRの帰無仮説が成立するときの値（null value）は1であり，**表4.1**に示した2×2表から計算が行われる。

統計的な検定からもわかるように，偶然起こる可能性は極めて低く，とても極端な結果である。実際には，このシグナルは数学的方法を全く用いなくても極めて明白であった。そのアプローチはPRRの値がもっとずっと低い場合−1～10の範囲で，この方法を使わないと見逃してしまうようなシグナルを特定するのにより有用である。一般に，経験的にはPRRが3以上のときには，さらに検討する価値がある。ただし，カイ2乗値が4（およそ5%の統計的有意性の水準）以上で，偶然による可能性が低いことを条件とする。さらにシグナル

表4.1　PRRの計算例：リファブチンとブドウ膜炎

	リファブチン	それ以外の医薬品	合計
ブドウ膜炎	41	754	795
それ以外の副作用（ADR）	14	591,958	591,972
合計	55	592,712	592,767

リファブチンにおけるブドウ膜炎の割合＝41/55（すなわち0.75）
すべての医薬品におけるブドウ膜炎の割合＝754/592,712＝0.0013
PRR＝0.75/0.0013＝556
カイ2乗値（自由度1）＝22,000，$P \ll 0.00001$

生成には一般に3例が必要であるとの既述の論点から，以下の組み合わせを最小のシグナルとすることができる。

- PRR > 3
- カイ2乗値> 4
- 報告数＝3またはそれ以上

この基準を用いることで，すべての医薬品-反応の組み合わせに対して2×2表を計算することでデータベース全体を定期的にスクリーニングし，さらに注目すべきものを見出すことができる。

データを可視化する便利な方法は報告数（*N*）としてPRRをカイ2乗値に対してログスケールでプロットすることである（**図4.1**）。縦と横の線はカットオフ値を示しており，右上の象限のすべてが不比例性の程度が期待値以上のシグナルである。リファブチンで報告されたブドウ膜炎41例が，最も極端なデータポイントの1つとしてこの象限にみられることに注目してほしい。

データを検討する別の方法としてPRRの値の時間に対するプロッ

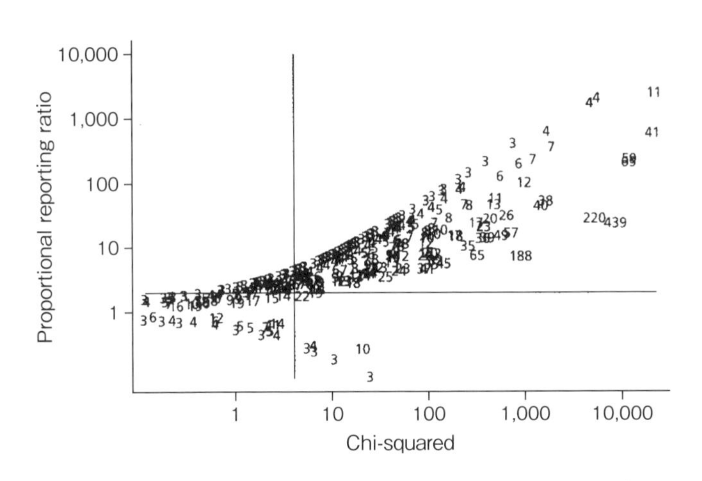

図4.1　PRR vs カイ2乗値のプロット（英国の自発報告データ）。
報告数がシンボルとして用いられている。〈リファブチンが市販された時点を含む一定期間に市販された新薬とこれに対するすべての反応。　訳注：著者への問い合わせによる〉

トが有用である（**図4.2**）。**図4.2**に示した歴史的事例について説明しておくと，ACE阻害薬のカプトプリルは1982年に初めて市販されたが，1986年になって初めて咳がこの医薬品のクラスの有害反応として認められた。サリドマイドやプラクトロールのように，この関連が最初に示されたのは文献においてであった。1986年の初めまでに英国の副作用（ADR）データベースには少なくとも15件の報告があり，上記の基準が当時検討されていたとすれば，その2年前には4件の報告がありかつPRRは10以上であったので，その基準が満たされていたことがわかる。PRRが時間とともにどのように変動したかについて注目してほしい—副作用（ADR）自発報告データベースは動的である—また，1986～1988年の増加はこの反応が周知の事実になったことによる影響である可能性が最も高い。

PRRはこれまでに使用されたことのある不比例性の測度の1つにすぎない。Reporting odds ratio（ROR）は同じ2×2表から計算でき，主にオランダで用いられてきた。WHOのUppsala Monitoring Centre（UMC）はinformation component（IC），米国のFood and

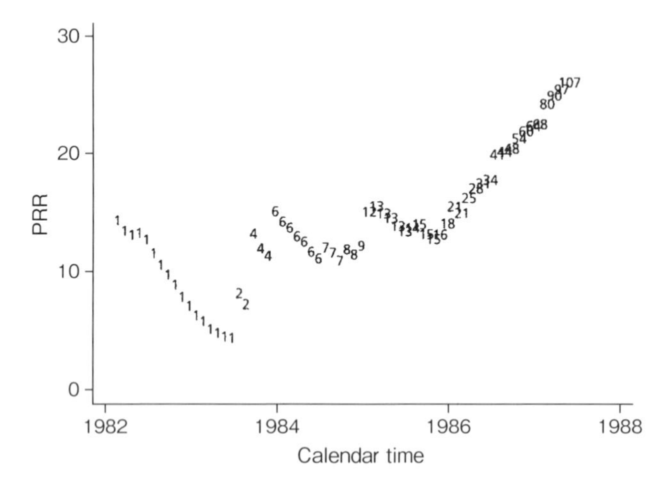

図4.2　カプトプリルと咳に関するPRRの時間経過のプロット（英国の自発報告データ）。

報告数がシンボルとして用いられている。

Drugs Administration（FDA）　はMulti-Item Gamma Poisson Shrinker（MGPS）を用いており，いずれもベイズ統計に基づくより複雑な測度である。これらの測度は症例数が非常に小さいときにはPRRほど極端な値を示さない傾向がある。しかし，これらの測度の感度，特異度，予測検出力は2002年にオランダのデータを用いて比較され，3例以上の報告があれば重要な違いは認められなかった。また，PRRに加えて，英国の規制当局は今ではempirical Bayes geometric mean（EBGM）を用いている。

これらの方法のいくつかの点については強調する価値がある。第一に，相対リスクを求めるのと同様の方法で数値は計算されるが，リスクに関する意味のある計算値が得られるわけではないという点である。不比例性の程度が大きくなるほど，さらなる検討が必要であることは間違いないが，数値の唯一の利用価値は，報告症例数が期待される値以上であるかの判断材料を与えることである。

不比例性指標は関連性の測度であり，かなり極端な結果であっても因果関係を示すものではないかもしれない。次の段階は関連する症例の臨床的な評価と利用可能なそれ以外の情報を調べることである。多くの医薬品安全性監視の専門家は数学的な不比例性だけで「シグナル」を生成するのに十分な理由になるとは考えていない。このような事情から「統計的なシグナル」とか「不比例的な報告のシグナル」といった用語が使われるようになっている。

そのような用語法に関する考察はさておき，忘れてはならないのはデータの基本的な性質と副作用（ADR）自発報告に内在する様々な潜在的なバイアスに関する事柄である。不比例性の測度を用いた方法で生じる特異的な問題は，大きな効果が小さな効果を圧倒し，それゆえにより小さな効果を隠してしまうことがあるという点である。例えば，リファブチンで報告されたブドウ膜炎以外のすべての反応について計算されたPRR（前述した例）は明らかに1より小さくなるが，これらの中にはさらに検討に値するものが含まれていることは十分にあり得る。

シグナル検出のためのデータマイニングのアプローチは，臨床経験のみが有用であり，不比例性の方法にはあまりにも多くの問題があると考える臨床家によって疑問視されている。個別症例の（なるべくなら臨床経験を持つものによる）詳細な評価は，シグナル特定の重要な構成要素であるべきだ，という点に関する意見は大体一致しているが，多数の副作用（ADR）報告からなるデータベースにおいては，データマイニングは，さらに検討するべき問題を見出し，あるいは，個別症例報告を評価・検討するときにそれを支持する追加的エビデンスをもたらす，有用な最初のステップと見なせるかもしれない。それゆえに，データマイニングは症例報告の臨床的な評価にとって代わるものではなく，むしろ臨床的な評価の助けになるものと捉えるべきである。

評価と調査

シグナルの優先順位

大規模な自発報告データベースにおけるデータマイニングツールの系統的な使用によって，統計的に有意なシグナルが多数特定される。そのすべてを詳細に評価するには多くのリソースが必要であるが，結果としてシグナルが真ではないあるいはアクションは不要とされることも多い。シグナルの可能性が主観的に評価または却下されることもしばしばであるが，優先順位をつけるより公式的な2つの方法が生み出されてきた。

1）「**トリアージ**（WHOのUMCによって使われている）」は，救急医療の現場で優先順位を決めるプロセスに似ている。基本的に，ほかの症例報告と比べてさらなる評価をより緊急に実施する必要性を決めるために，一連の症例報告の最も重要な特徴（例：重篤性，アウトカム）をすばやくチェックする。
2）「**インパクトアナリシス**（英国のMHRAによって使われている）」は，より定量的で2つのスコアを計算し，それを総合的な優先順位の決定に用いる。

エビデンススコア：

- 不比例性の程度（例：PRR 値）
- エビデンスの強さ
- 生物学的な尤もらしさ（plausibility）

に基づく。

パブリックヘルス・スコア：

- 1年あたりの症例数
- 予測される健康に及ぼす影響
- 医薬品の曝露のレベルから計算される報告率の大きさ

に基づく。

これらのスコアからの総合的なカテゴリーは次の通りである：

- 「優先順位が高い」—速やかにさらなる評価が要求される
- 「より多くの情報収集が必要」
- 「優先順位は低い」
- 「アクションはとらない」

これらのスコアはさらなる評価を必要とする理由が現時点で存在するかどうかを決める手段に過ぎないことを理解することは重要であり，インパクトアナリシスは，より多くのエビデンスが報告されたら繰り返し行うことができ，また行う必要がある。

■ シグナル評価の原理

シグナルを生み出したデータを—それが一連の個別症例からか，あるいは正規の研究から得られたものであるかを問わず—最初に詳しく評価すべきである。ほかにすぐに利用可能なデータがシグナルに関連しているかを考え，そのようなデータを取得し，評価に含めることも重要である。例えば，ランダム化比較試験で問題となっている副作用（ADR）（あるいは似たような臨床上のイベント）があるか？あるいは関連する前臨床試験で何らかの知見はあるか？　役立つ可能性のある疫学データはあるか？あるいは文献上何か報告されていないか？

シグナルを評価する時に重要なことは：

- **因果性**—エビデンスのバランスは原因と結果を支持するか？（**第2章**参照）
- **頻度**—真の効果であるならば，それはどのくらいの頻度で起こっているのか？　絶対リスクのレベルを推定可能か？（**第2章**参照）
- **副作用（ADR）の重篤性**—死亡例は報告されているか，反応が生命を脅かす可能性はあるか，長期にわたる障害を残し得るか？
- **それ以外の臨床上の意味**—副作用（ADR）が重篤でなくても（**第2章**で定義したように），患者や医療システムに重要な影響があるか？（例：〈（原著者に問い合わせの上の追加）相当な労力を要し医療システムに影響を有するような〉詳細な調査が必要か？あるいは患者が働けなくなることはないか？）
- **予防可能性**—シグナル評価の段階であっても，有害事象あるいはそこから生じる重篤な転帰を予防しうる手段を取るべきことを示唆する何らかの要因はあるか？

頻度については，もともとCIOMSワーキンググループによって提案されたもの（**第6章**参照）が一般に用いられており，副作用（ADR）の発生する患者の割合を，小数点以下何桁かで単純化して示すものである（**表4.2**）。

自発報告データからのシグナルを評価にあたっては，副作用（ADR）の推定頻度を，すでに述べた程度以上の十分な正確さで求め

表4.2　CIOMSワーキンググループによって提案された記述

CIOMSの記述	頻度
Very common	0.1以上
Common	0.1から0.01
Uncommon	0.01から0.001
Rare	0.001から0.0001
Very rare	0.0001以下

るのに必要な分母情報，すなわち曝露に関するデータを得るのは困難であることが多い。すでに述べたことであるが，売り上げデータには限界があり，使用者のおおまかな推定値を提供するに過ぎない。

市販後に副作用（ADR）の頻度を推定する最も正確な方法は，正規の薬剤疫学研究であり，例えば，処方記録から患者のコホートが構成されるPEM（**第3章**参照）がそれにあたる。

シグナル評価の結果としては，「更なる調査が必要」となることが多いが，十分なエビデンスや懸念があり，検証のための研究を待つことなくアクションがとられる場合もある。いくつかの死亡例や重篤な副作用（ADR）が報告され，特定の医薬品との関連が，「確実（definite）」あるいは「多分（probable）」という因果関係の評価が示唆された場合（**第2章**参照），正規の研究のデザイン・実行・解析を待つことは倫理的ではない。また，十分な数の患者のデータと適切なリソースがなく，さらなる研究を実施できない場合もある。

■ さらなる調査

シグナルは本来，シグナル評価で鍵となる問題についてより多くの情報を提供するためにさらに調査されるべきものである—すなわち，医薬品が本当に原因か？　どの程度の頻度か？　どの程度重篤か？　予防可能か？　に関してより良いエビデンスを得ようとする。このうち，「予防可能か？」に関してしばしば問題となるのは，有害作用のリスクを特に持っているのは誰かを特定しようとすることである（すなわち，リスク因子は何か？　これについては**第7章**で議論する）。したがって，**第3章**で議論したように，薬剤疫学研究がシグナルをさらに調査するための主要な方法である。

それ以外には機序に関する研究を介する研究アプローチがよく用いられる（すなわち，実験室での基礎科学の手法を用いて，われわれは副作用（ADR）の生物学的なメカニズムを理解できるか？）。例えば特定の肝代謝酵素の基質の代謝能力が低い患者（poor metaboliser）で起こることを知ることが，予防手段の開発にとって重要であるかもしれない。

アクションをとる

可能な選択肢

医薬品安全性監視の究極の目的は予防である。したがって，一般にアクションは将来における副作用（ADR）の発生を予防することを意図してとられる。多くの要因が副作用（ADR）の予防の可能性に影響する。大まかに，複数の要因は使用者と医薬品の特徴に分類できる。

1） **使用者の特徴：**
- 性，年齢など：年齢，性別，人種
- 遺伝的要因：遺伝子多型（例：アセチル化能）
- 合併症（例：肝機能障害や腎不全）
- 副作用（ADR）の既往（例：アレルギー）
- コンプライアンスやそれ以外の医薬品の使用

2） **医薬品の特徴：**
- 投与経路
- 剤形（例：徐放製剤　対　速放製剤，賦形剤）
- 用法用量（dosage regimen）
- 治療指数（医薬品固有の投与量に関する安全性の測度）
- 薬物代謝のメカニズムと排泄経路
- 薬物相互作用の可能性

これらの可能性に基づき，可能な多様なアクションあるいはいくつかの組み合わせが考えられる。行政的アクションをとるにあたって，欧州製品概要（SPC）の構成，すなわちセクション4.1～4.9項〈訳注：4.1：適応，4.2：用法，4.3：禁忌，4.4：使用上の注意，4.5：相互作用，4.6：妊娠・授乳中の使用，4.7：運転などへの影響，4.8：好ましくない作用，4.9：過量投与。項目タイトルは表4.3と若干異なる〉とそれを修正したものと関連させて検討することは有用である（**表4.3**）。すなわち，SPCの臨床上の助言に関する各項目は新しい医薬品の安全性に関する懸念が生ずるたびに，それに関連して修正される必要があるかもしれない。

使用者への注意改訂とは別に，より強い行政的アクションとして考慮されうるものがほかに2つある。1つは，単に推奨だけではなくいくつかの対策を講じて，注意事項のうち重要な部分が実際に実行されることを確実なものとすることである。もう1つは，市場からの医薬品の撤退である。前者のよい例は抗精神病薬のクロザピン使用者の白血球数が効果的にモニターされていることを確かめるためのスキーム

表4.3　製品概要（SPC）の項目に関連して安全性を改善するためにとることができるアクション

SPCの項目	例
適応／使用	適応をベネフィットがより大きいものに制限し，以下の適応を除外する：(a) ベネフィットが使用を正当化するのに不十分；(b) 使用が副作用（ADR）のより大きなリスクを持つことと関連する
用法	投与量の引き下げ（特定の患者集団に対して，例：高齢者）；治療期間や回数の制限（特に投与量の蓄積に関連する副作用（ADR）に対して）；より安全な投与に関する情報提供
禁忌	使用に伴うリスクがベネフィットを上回るような合併症や併用薬の追加
警告／注意	使用に伴うリスクをベネフィットに照らして注意深く評価することが必要な合併症や併用薬の追加；患者のモニタリングのための追加的勧告あるいは勧告の修正
相互作用	相互作用を起こすかもしれない併用薬，アルコール，食物の追加；併用や必要とされるモニタリングに関する推奨
妊娠／授乳	胎児や新生児への影響に関する新たな情報の追加；経験の蓄積やそれ以外の新たなデータに基づくこのような状況下での使用についての推奨事項の修正
運転あるいは機械操作への影響	協調運動の障害や例えば眠気のような副作用（ADR）による影響に関する実用的な推奨
好ましくない作用	新たに認められた副作用（ADR）の追加；これまでにリストされた作用の性質，頻度，重症度に関する情報内容の改善
過量投与	過量投与の有害作用；モニタリングの必要性を含む対処法

である（**第7章**参照）。その要点は，さらなる医薬品の供給と血液検査の結果のリンクである（すなわち，「血液検査がなければ，薬なし」“no blood, no drug”）。その根拠は，定期的な血液検査により重篤な感染症に至る前に白血球数が低下した患者を見出すことができ，かつ薬を中止することで白血球数がもとに戻ることが示されたことである。それ以外の，リスク最小化のための方策がとられることを確実にするために積極的な対策がとられている例としては，イソトレチノイン（催奇形性のあることが知られている）の使用者のための妊娠予防プログラムがある。いずれの例においても，これらの医薬品は代替治療にはない特別のベネフィットを持っているように見る。

長期的にみると市場に出た医薬品の約4%が安全性に関する理由のため市場から撤退している―この数値は相当低い。これは，リスクの最小化（およびベネフィットの最大化）に最大限の努力をしても代替薬に比べてリスクがベネフィットを上回ることが明確でなければ，この撤退という手段をとることへの抵抗が強いことを反映している。市場からの撤退は，患者数が多い慢性疾患に使われている医薬品では特に問題となる。有害作用がおおむね治療の早期に起こるのなら，この医薬品を長期に使い続けてきた使用者がもつ副作用（ADR）のリスクは比較的低い―この場合，本当に必要なのは新規の使用者を出さないようにすることである。既存の規制システムではこのジレンマへの対処は難しいが，「コンパッショネート・ユース」の仕組みによって，患者が撤退した医薬品を使い続けることができる場合もある。

そのような撤退の決断をすべきかを，不確かなデータしかない条件下で考えるときには，**予防原則**（*precautionary principle*）〈訳注：不確実性が存在するときでも予防的規制措置は可能であるとする考え方〉がもたらすインパクトを考慮する必要がある。科学的には，明確になっていないリスクをもとに強いアクションをとるのは不十分に見えるかもしれない―より多くのデータが必要だからである―が，確実なデータが得られる前に決断しなければならないこともある。予防原則は，規制の多くの領域でよく確立されている。特に，患者には特別な利点が存在し得ることを示すエビデンスがない限り，追加のリスクを負わせるべきではない。他方，市場からの医薬品の撤退はさらにそれを検討することをほぼ不可能にすることを意味し，しかも明確な答えは決して明らかにならないことをも意味する。

■ 意志決定

医薬品の安全性に関する重要な問題にどのように対処するかを決める最初のステップは，関連するエビデンスのすべてを1つの文書にまとめることである。これは通常ベネフィット・リスクレポートと呼ばれ，CIOMS IV ワーキンググループ（**第6章**参照）によって公表された報告書で定義された構成が国際的に合意されている。製薬企業と規制当局はいずれもこの報告書のフォーマットを用いて，いずれも専門家による報告書のレビューを通常委員会形式で実施して，決定に役立てる。規制の委員会に一般の代表者を置くことが一般的になってきている。そのような決定が純粋に技術的かつ科学的なものではなく，価値判断と決定が患者の生活に与える影響に関する考慮を必要とすることだからである。多くの国で，規制の決定は政治家〈原文 politicians。最終的な決定権をもつもので，欧州医薬品委員会からの諮問を受けて最終決定を行う保健省などを指す。訳注：著者への問い合わせによる〉によって監視され，時には政治家自らが決定を行うが，彼らは彼らが受ける科学的な勧告に必ずしも縛られない。

以下に，医薬品の安全性に関する意志決定のための基本的なアプローチあるいは骨格（すなわち，考慮すべき問題の構成要素のリスト）を示す：

1）問題の性質は何か？
2）ベネフィットのエビデンスは何か？
3）リスクに対するエビデンスは何か？
4）起こるかもしれない害の性質と期待される有用な効果に照らして，どれほどリスクを避け，ベネフィットを得たいと望むか？
5）前提は何か？　それらはどの程度妥当か？
6）不確なままになっている領域は何か？　欠落しているエビデンスは何か？

7) アクションのための選択肢は何か？
8) 各選択肢の期待される結果は何か？

■ 実装

医薬品が市場から撤退する場合を除き，とられる多くの規制のアクションは製造承認や製品情報の変更を伴うものである。ときに，製品情報自体は申し分ないと考えられることもあり，そのような場合，問題は単に，製品情報の推奨事項が守られないことが多いことである。これらの状況下では，注意喚起の情報伝達が，しばしば規制当局から直接，または規制当局が医療専門家に情報を伝達するための定期刊行物を通じて行われる。しかし，これらの処方行動への影響の程度については不明である。

どの程度速やかに医療専門家と患者に必要な情報を利用可能にするかということも，考慮すべき重要な事柄である。新たな生命を脅かす副作用（ADR）は早急に伝達する必要があるが，重篤な結果につながらない症状（例：悪心）を製品概要（SmPC）の好ましくない作用の項に追加することは，次回の製品概要の改訂のときに行えば良い。多くの問題はこれら2つの極端な例の中間に位置し，アクションのスピードと最も適切な情報伝達の方法に関する判断が必要である。

医薬品の使用者へのシグナルの伝達に関する問題は特に難しい。過去においては，未確認のシグナルが規制当局によって能動的に伝達されることは稀であった。なぜなら，不確かなものが含まれており，使用者に対して明確な勧告を行うことが困難なことが多いからである。しかし，近年，人々が望むことは変化しており，心配な情報に「蓋をしている」と思われると，情報が漏れ出し，システムに対する信頼を損ない，データは実際のケースよりも悪いものであるかのように受け取られる。重要な例としては，2007年にWHO UMCは，因果関係が不確かであったにも関わらず，その自発報告データベースからスタチンと筋萎縮性側索硬化症（生命を脅かす神経学的な状態）に関して特定された，「副作用（ADR）報告に関する不比例性の測度10倍」のシグナルを公表した。これは一般のメディアによっても取り上げられ，報道された。しかし，スタチンは広く使用されているにも関わらず，大きな不安材料にはならなかった。シグナルに関する情報は，例えばソーシャルメディアを通じて，今後ますます積極的に伝達されるようになるだろう。

■ 変更点を現場での実践につなげるその他の方法

シグナルがいったん特定された後に，すでに記述した方法を用いて，アクションをとり，医薬品の処方と使用の変化につなげる責任をもつのは，一義的には規制当局である。しかし，薬剤監視のプロセスのこの部分については，他の専門家，国際的な組織，患者や消費者のグループによって支持され，強化されることが，効果的な結果につながることもある。これに関連して避妊具，インプラノン（Implanon）に関する事例を挙げることができる。2000年初頭に，インプラノン挿入後の意図せぬ妊娠が200例以上，オーストラリアの規制当局，TGA（Therapeutic Goods Administration）に報告された。このシグナルは，TGAによってアカデミアの研究者の協力を得て調査され，2006年にケース・シリーズとして公表された。これらの例の多くで避妊具が正しく挿入されていなかったことが明らかになり，インプラノンの製品情報が変更された。また，この問題を解決するためのTGAによるアクションに加えて，オーストラリアの専門家組織が販売企業を支援し，インプラノンの使用者に対する追加トレーニングを実施した。これらのアクションのあと，オーストラリアにおけるインプラノン使用に関連する意図せぬ妊娠の数は顕著に低下した。

コミュニケーション

■ 原理

コミュニケーションは医薬品安全性監視の最重要プロセスであるが，これを適切に実施することは困難であり，特に緊急に実施することが必要な場合には難しい。**第1章**で述べた経口避妊薬と「ピルの恐怖（pill scares）」の例は，情報伝達に関するこのような側面への注目と関連する原則に関する議論を促すことになった事例である。1990年代後半から，リスクコミュニケーションは（学術雑誌に公表された論文数の増加に伴い），医薬品安全性監視に含まれる1つの専門分野へと進化し，現在，特定の一連のスキルが効果的なコミュニケーションに必要であることが認められている。

医薬品の安全性についてのコミュニケーションを成功させるための主な要件は，正確（accurate），バランス（balances），公開性（open），理解の容易さ（understandable），対象が絞られている（targeted）ことである。これらはABOUT（**表4.4**）と記憶すれば覚えやすい。

■ 実践する上での問題点

ABOUTの基準は，コミュニケーションを発展させるプロセスを系統的に進める上で考慮すべき要点である。伝達されるべき情報の草案は，その分野の専門家と非専門家の両方による評価プロセスによって，これらの要件が満たされているかに関してテストされるべきである。患者を対象とする場合には，平易な言葉で記述し，一般の人に評価してもらうべきである。情報はそれを伝えるべき国々において，対

表4.4　医薬品の安全性に関するコミュニケーションの成功の鍵となる要件（ABOUT）

要件	コメント
正確 (Accurate)	事実や数字が正確であるか？読んだ人が知る必要のあるすべての情報が含まれているか？
バランス (Balanced)	リスクとベネフィットの両方が考慮されているか？　全体としてのメッセージは正しいか？
公開性 (Open)	隠したり過小評価せずに，ハザードについてすべて正直に伝えているか？
理解の容易さ (Understandable)	専門用語ではなく一般的な言葉を用いて，可能な限り明確でなければならない―メッセージが単純で明確であれば，読んだ人が適切に反応する可能性は高い
対象が絞られている (Targeted)	これは聴衆が誰か，どのような情報を特に必要としているかにに関する配慮を含む

象となる集団にとって適切な言語で作成する必要がある。緊急の状況ではあっても，これらの要件が確実に満たされるために，利用可能な範囲で十分な時間を取ることが重要である。

医薬品の安全性に関するコミュニケーションでは常に，重要な情報が明確に伝えられ，より重要ではない情報によってぼかされていないことを確認することが特に重要である。鍵となる事実と勧告は（多くの人は最初の段落だけを読むので）目立つようにはじめのほうに，必要ならハイライトして配置するべきである。副題を用いたわかりやすい配置，十分大きなフォント，太字やカラーの使用，適切に画像や図表を含めることは，読みやすさと効果的なコミュニケーションに絶大な効果をもたらす。リスクのレベルについては，相対リスクではなく絶対リスク（**第2章**参照）を表す用語を用いて明確に表現することが重要である。明確かつ単純な言葉が必要であるという点は極めて重要である。原稿を書くときの良いアドバイスは，伝えるメッセージを大きな声で読み上げ，どのように聞こえるかに耳を澄ませることである。

表4.5は，医薬品の安全性に関するコミュニケーションの基本的なモデルを示すが，これは，対象が医療の専門家であるか一般の聴衆（例えば，一般のメディア）であるかによらずあてはまる。

医療専門家に送られる情報には，「重要な安全性情報」，適切ならさらに「緊急」と明確に表示すべきである。「よくある質問（frequently asked questions）」に対する答えを用意することは有用であり，これらを関連するウェブサイトに置くことが多い。

表4.5　医薬品の安全性に関するコミュニケーションのための基本モデル

医薬品ハザードを含む簡潔な見出し
1）問題の性質：薬，ハザード，要因
2）ハザードに関するエビデンスの要約
3）行われたことは何か：例えばレビュー，調査，新たな研究，添付文書変更など
4）問題が（a）医療の専門家（b）患者にとって持つ意味は何か？
5）リスクとベネフィットの総合的なバランスに関する見解
6）さらなる情報はどこで得られるか / 詳しい連絡先

■ コミュニケーションの方法

今日，医薬品の安全性に関するメッセージを，対象とする集団（これは明確に定義しなければならない）に伝達するためには，書面による通知から，ソーシャルメディアやテキストメッセージを含む電子的な方法まで，たくさんの手段がある。特定の環境下で最も効果的な方法は何か，また何が最も適切なのかを考慮することは重要である。リスクコミュニケーションのこれらの側面は今も発展途上にある。

リスク最小化のプロセスの効果の測定

リスクを最小にするためにとるアクションの成功（あるいは失敗）の測定は，全体のプロセスの中でも重要なステップであるが，無視されたり，不完全にしか実施されなかったりすることも多い。アクションの効果を評価する方法は，大別すると以下の通りである。

- **コミュニケーションの効果をテストする**—受け取られ理解されたか？（例：市場調査の手法を用いる）
- **処方への影響の解析**—処方習慣が改められたかの程度やこれらの変化は製品情報における改訂された勧告と一致しているか（例：縦断的な患者データベースを用いる）
- **自発報告された症例のモニタリング**—重篤な症例が続けて報告されるかを見ることである。症例報告数の解釈は難しい，なぜなら公表バイアスがあるが，例えば，報告された症例のいずれかが禁忌の使用を反映しているかどうかを検討するには有用である。
- **処方とイベントに関する観察/正規の研究**—アクションが実際の副作用（ADR）による罹患率や死亡率を減らしたか？これは縦断的な患者のデータベースや診療監査の実施，疫学研究を用いる必要がある。適切な薬剤疫学研究がおそらく理想であるが，これらの活動は最も実施されることが少ない。

危機管理

それぞれの医薬品の安全性の問題は多様で，1つに対処するのに重要なステップはこれまでに議論してきた原則を用いて，緊急性の度合いを決めることである（大まかにいうと，ハザードの絶対的な頻度を考慮した公衆衛生上のインパクト，使用者数，重篤性である）。深刻で新たに特定されたハザードは，製品のリスク・ベネフィットバランスを全体的に再評価する必要がある。緊急性の最も高いレベルは，医薬品のリスクが全使用者あるいは特定の集団（例：特定の適応）のいずれかのベネフィットを凌ぐことを示唆する新たなエビデンスが出現したときに起こる。このように，安全性を根拠に医薬品を撤退する可能性あるいは必要性は，その管理に含まれるすべての人を危機的状況にすることを避けられない。これらの状況では，何らかの遅れは患者に被害をもたらしうるので，可能な限り急ぐことが必要である。

医薬品の安全性に関する危機管理は，他のタイプの危機管理と根本的に異なるものではない。危機管理に対する標準的な手順書はあらかじめ準備しておく必要がある：

- 何を危機管理と考えるか
- 危機管理チームの構成と責任の所在
- 利害関係者とそれらの相互交流の必要性

危機管理チームの最初の仕事は以下に定義する特定の危機管理計画を作成することである：

- 鍵となる目的
- 予想される時間的スケジュール（数日から長くても数週間であることが多い）
- 必要なリソース
- 責任

医薬品の安全性の危機管理チームの鍵となる仕事は，以下であることが多い：

- エビデンスの評価
- 意志決定
- 実施のための実際の準備
- 外部との情報伝達のための手段の開発

目的達成のための進捗は毎日評価される必要があり，内部的な意思疎通を効果的に行うことが重要である。危機に対処する必要がある規制当局や製薬企業（あるいはそれ以外の組織）は，日常業務やそれ以外の義務を無視してよいと言うわけではない。それゆえに，日常業務を処理し続ける者は危機管理チームから完全に分離しておくことが理想的である。

結論

本章はハザードの可能性についてのシグナルから効果的なリスク最小化を含む救済のためのアクションに至るまで，医薬品安全性監視のプロセスについて検討した。概説した原則は製薬企業，規制当局，研究者それ以外の世界中で医薬品安全性監視の実際を担う専門家に適用され，これには医薬品のより安全な使用を達成するための臨床現場での変化の実践をサポートするものも含まれる。組織内や外部の利害関係者の両者の十分なコミュニケーションは，プロセスから最善の結果を成し遂げるために重要である。**第5章**では製薬企業と規制当局が医薬品安全性監視のプロセスが適切に適用されることを確認するためにどのように交流するかについて考える。

5

医薬品安全性監視の規制の側面

Regulatory Aspects of Pharmacovigilance

医薬品の規制と医薬品安全性監視の必要性はサリドマイドの悲劇の帰結として，1960年代に広く認識されるに至った。世界中の規制当局の役割は，医薬品の安全かつ効果的な使用を促進することによって国民の健康を守ることである。一般に，これらの活動は製薬企業の関心事でもあるが，企業にはこれ以外にも営利的な力が働く—すなわち，製品への投資を回収し，株主を満足させる必要がある。健康と営利に関連する2つの力は衝突することがあるので，規制当局は安全性のために行動する上での強制力を持っている。しかし，強制力が行使されるのは必要な時だけであり，ほとんどの場合，規制当局は，必要な対策が企業からの自発的な合意事項として実施されるよう努める。

法的には規制当局と製薬企業の両方が医薬品の安全性に責任を持つ。欧州連合（EU）では，両者は，医薬品安全性監視システムを運営し，データを交換し，さらに必要があれば患者を保護するための適切な行動をとる義務がある。規制当局はすべての医薬品に責任をもつ—そして，医薬品の数は何千にも及ぶ。したがって，実際には，国民の健康に最も重要な特定の問題に焦点を絞る必要がある。市販直後は，常に，安全性に関しては相当程度不確実な期間であり，重要な新たなリスクが特定されるので，規制当局の医薬品安全性監視活動の多くは新薬に集中する。

本章では，「規制」を規制当局と製薬企業の間にあるフェンスの両側から考える。つまり，規制当局側と企業側の両方の観点から考える。製薬企業の規制上の義務は法律とガイドラインに広く示されているが，これらの義務を満たすだけでは医薬品の安全性は保証されないことを理解することが重要である。むしろ，それらは基本となるベースラインであり，そこから，受け容れ可能な水準の安全性が達成されるかもしれないもの，と考えるべきである。21世紀のはじめ以後，公式的見解として，すべての過程が以前は受動的すぎたこと，より多くのまたより良い市販後の安全性に関する研究が必要であること，適切な安全性に関する知見を得るには，適切な計画が必要であることが示された。これはすべての過程の基礎となるリスク管理計画の導入につながった。

法制とガイドライン

国際的な協調の努力（**第6章**参照）にも関わらず，医薬品の規制に関する法的要件が世界各国で異なる状況が続いている。ほとんどの国は，医薬品規制機関を持ち，その機関は通常，関連する行政部門内に置かれている。製薬企業は医薬品を販売したいと考える地域の規制当局に申請書を提出する義務がある。本セクションでは，EUに焦点を当てるが，そこでは，世界中の多くの国においてと同様，医薬品に関する法律は，法律の遵守に関する実践的なアドバイスを与えるガイダンスによって支えられている。ガイドラインを遵守することは一般に良い行いであるが，それは常に可能あるいは適切とは限らない。ガイドラインは法制よりもずっと容易に修正可能であり，解釈の問題が生じ検討されるにつれてサイズが大きくなっていく傾向がある。

ヨーロッパの法制の鍵となる要素

EUの医薬品に関する法制は大きく2つの目的を持つ：国民の健康を守ることと単一の医薬品のマーケットの創出である。EU法制はもともEU委員会によって提案され，協議のプロセスと政治的なプロセスを経て，欧州議会を通じて発効に至る。原則として，いずれかの国の法制と明らかな対立があっても，EUの法律が優先する。しかし，これは各国の規制当局が国内での追加要件を課すことができないことを必ずしも意味しない。中央において承認するシステム（すなわち，1つのライセンスがEU全体で有効）は，1995年に導入され，最近では，すべての新しい医薬品に対して中央における承認が義務となっている。多くのより古い医薬品は，いくつかの加盟国で，あるいは全加盟国で承認されている。そのような医薬品については，今でも製品情報には異なりがあるかもしれないが，重要な安全性に関する課題が生じたときに，EU全域において協働のアクションを確実にとることを可能とする手順がある。

中央における承認のシステムを定義する法制は法規（Regulation）の形式をとっていて，それはすべての加盟国でそのまま有効である。それ以外の関連するEUの法制は指令（Directive）に含まれ，加盟国は，特定の効力を持つ国内法を制定する義務をもつ。2010年までは，EUの医薬品安全性監視に関する法制は，以下に示すように医薬品の規制全般をカバーする大きな法的文書の中に，短いセクションとして含まれていた。

- 法規2309/93，19～26条
- 指令2001/83，9章，101～108条

これらの条文は加盟国と製薬企業が医薬品安全性監視システムを運営するために必要な事項を簡潔に規定し，有害事象報告システムに大きく焦点を当てたものであった。これらの条文は時間をかけて発展してきたVolume 9Aとして知られている非常に広範なガイダンスによって支えられていた。

2010年に，大々的な専門家協議と法案整備ののち，2つの主要な医薬品安全性監視に関する法制が制定され，2012年の中頃に施行された。

- 法規2010/1235
- 指令2010/84

これらは，それまでの法規と指令を修正し，相当多くの新しい要件

を導入するものであり，医薬品安全性監視の法制は大規模なものとなった。また，医薬品安全性監視における規制のプロセス，例えば，医薬品安全性監視システムにおけるマスターファイル，リスク管理計画，定期的安全性最新報告のような重要な文書に含まれるべき内容など，様々な実践的側面をカバーする法規520/2012が施行されている。

これらの新しい法制の冒頭の「備考（recitals）」には新しい法整備の根拠の説明と，3つの大きな目的を規定している。

1）医薬品の市販後の規制の強化
2）製薬企業の内部において，また，加盟国間で重複する手続きを減らすことによる効率改善
3）透明性の増大

これらの進展を下支えするために，医薬品安全性監視リスク評価委員会（PRAC）が作られ，加盟国の代表者と医療専門家，患者団体，利害関係のない専門家から構成されている。PRACは欧州医薬品庁（EMA）で毎月，会合を持っている。また，2012年に実装された医薬品安全性監視の法制は，既存のガイダンスに代わるGood Pharmacovigilance Practice（GVP）の作成を義務付けた。

必要な場合には，規制措置がEUあるいは各国の販売承認を介して行われる。利用可能な選択肢は，停止，取り消し，変更である。これらの権限は指令2001/83の116条（医薬品安全性監視に関する部分ではない）に規定されており，通常，好ましくないリスク・ベネフィットバランス（117項（c））が強制的な市場からの撤退の根拠となる。停止は一時的なもので，通常，緊急的な措置として行われる。取り消しはその医薬品の永久的な排除を結果するもので，この決定は長時間かけて行われる。どちらの場合も，製造販売業者（marketing authorization（MA）holder）は異議申し立ての機会が与えられる。**第4章**で述べたように，承認事項の変更は医薬品安全性監視の問題を扱う上で一般的なメカニズムであり，緊急性が高ければ，24時間以内に安全性に関する制限を行うメカニズムがある。規制当局と製薬企業のいずれもが，そのような制限を開始することができる。

上記の法制とは別に，臨床試験に関する指令（指令2014/536）は試験医薬品に関する医薬品安全性監視に関連し，アネックス3には安全性に関する報告要件が記述されている。

2012年に施行されたEU法制で定められている最も重要な原則を以下に要約する。

- 医薬品安全性監視は加盟国の既存のシステムに大きく依存する。
- 加盟国は自国の域内における医薬品安全性監視の実施に責任を持つ。
- EMAは，以下の調整と維持に責任を有する。
  (a) 中央の医薬品安全性監視データベース（EudraVigilance）
  (b) ウェブポータル：その目的は，EUで承認された医薬品について定められた事項に関する情報を広めることによって，医薬品安全性監視における透明性の確保を促すことにある。
- 勧告のための最重要の会議体はPRACであり，医薬品安全性監視に関する課題の取り扱いはその勧告に基づく。
- 製造販売業者は明確に規定された責任を持つ。

ガイドライン

ここ数年間に，EUのガイダンスはGVPの創出によって大きく様変わりした。法制に関してと同様に，GVPのガイドラインの作成の過程においても専門家との協議が行われた。本書執筆の時点までに，12個のGVPモジュールが作られ，EMAのウェブサイト（**Box 5.1**参照）に公表された。これらのモジュールのタイトルを**表5.1**に示す。これらのガイダンスの文書では〈医薬品安全性監視の〉手順全般について考察されているが，以下のような特定の製品または特定の集団に関連する一連のGVPガイダンスも作られている：(i) ワクチン，(ii) 生物学的製剤，(iii) 妊娠と授乳，(iv) 小児，(v) 高齢者。これらについてはすでに公表されているか，あるいは公表準備中である。〈訳注：本書翻訳時点において，EMAのGVPのウェブサイト（Box 5.1）に，上記の12個のモジュールとは別にワクチンに関するGVPガイドライン，生物学的製剤に関するGVPガイドラインが掲示されており，ほかに，GVP annex III として妊娠中の医薬品への曝露に関するガイドライン，GVP annex III および Draft GVP chapters and annexes として小児の医薬品安全性監視に関するガイドラインが公表されている〉

GVPの一部ではないが，EMAのウェブサイトには，ほかにも医薬品安全性監視に関するガイダンスがある。例えば，中央のシステムに特有の要件に関する情報，企業の医薬品安全性監視システムに関するQ & A。また，医薬品安全性監視に関するものには，製品概要（SPC）と添付文書（医薬品管理規則のVolume 2に含まれる）に関するガイドライン，試験薬と臨床試験のガイドライン（医薬品管理規則のVolume 10）がある。これらはEudralexの一部であり，欧州委員会のウェブサイトの公衆衛生のセクション（Box 5.1）で見ることができる。

規制当局の医薬品安全性監視システム

大別すると，規制側の視点から医薬品安全性監視には2つの機能がある。(i) 医薬品の安全性と有効性を促進し，重篤な副作用（ADRs）を予防する対策により国民の健康を守る，(ii) 企業を規制する。医薬品の規制当局は医療従事者を規制しない。医療従事者は自己責任のも

Box 5.1　参考資料の鍵となるウェブサイト
EudraVigilance: http://www.ema.europa.eu/ema/index.jsp?curl=pages/regulation/general/general_content_000679.jsp&mid=WC0b01ac05800250b5 European Commission's legislation pages(Eudralex): http://ec.europa.eu/health/documents/eudralex/index_en.htm <訳注：本書翻訳時の PUBLIC HEALTH のサイトは https://ec.europa.eu/health/home_en　Eudralex のサイトは https://ec.europa.eu/health/documents/eudralex_en> European Medicines Agency's Good Pharmacovigilance Practice pages: http://www.ema.europa.eu/ema/index.jsp?curl=pages/regulation/document_listing/document_listing_000345.jsp&mid=WC0b01ac058058f32c European Network of Centres for Pharmacoepidemiology and Pharmacovigilance: www.encepp.eu

表5.1　医薬品製造販売後安全管理基準（GVP）のモジュール

番号	タイトル	
I	医薬品安全性監視システムとそれらの質に関するシステム	
II	医薬品安全性監視システムのマスターファイル	
III	医薬品安全性監視に関する査察	
IV	医薬品安全性監視に関する監査	
V	リスク管理システム	
VI	医薬品の有害事象に関する管理と報告	
VII	定期的安全性最新報告	
VIII	承認後の安全性に関する研究	
IX	シグナル管理	
X	追加のモニタリング	
XVI	リスク最小化—ツールの選択と効果指標	
付録		
モジュールVI	付録1	有害事象の重複報告の管理
モジュールVIII	付録1	承認後の非介入的な安全性研究に関する情報伝達に関する加盟国の要件
モジュールXVI	付録1	教育資料

ノート：次のGVPモジュールは当初計画されていたが，それ以外の〈該当事項に関連する〉ガイダンスが公表され，もはや必要とは考えられなくなっている。モジュールXI：一般市民の参加；モジュールXII：安全性に関するアクション；モジュールXIII：EUの規制のネットワーク内におけるインシデントの管理と情報交換；モジュールXIV：国際協調
情報源：EMAのウェブサイトに公表された資料から作成（©EMA［1995-2016］）

とで適応外の医薬品（および未承認の医薬品）を処方することが可能である。

国民の健康を守る点において，規制当局は**第4章**で述べた医薬品安全性監視のプロセスのあらゆる段階に積極的に関与する。このことは，規制という環境にあっては，新医薬品の人での研究の開始の時から市販後調査までを意味し，長い年月にわたることもある。特に規制当局はシグナルの可能な限り迅速な特定と，適切な対策が確実に実施されることを重要と考える。規制当局はまた，とられた措置が適切であり，情報伝達が効果的に行われていること，またそれらの措置のイ

ンパクトが測られているかを確認しようとする。

企業に対する規制に関連して重要な問題は法的要件の遵守確認である。査察による企業の医薬品安全性監視の義務の遵守に関する正式なモニタリングは，ごく最近になって実施されるようになった。これらの査察は定期的に行われることもあるが，規制当局が遵守されていないと考える理由がある時には，任意の時点で実施される。非遵守への対応は三段階ある。比較的小さな逸脱には教育的に対処するが，より深刻な場合には警告が出される。非常に深刻あるいは改善が見られない場合には，製造販売業者が告発されることもある。違法行為に対する措置は加盟国において判断されるが，責任のある製薬企業や資格のある人（「企業の医薬品安全性監視システム」を参照）に対する相当程度の罰金や収監が含まれる。

規制当局が企業に対する義務，特に，医療従事者から受けとった副作用（ADR）の自発報告を，製造販売業者にタイムリーに伝える義務をもっていることにも注意を促しておきたい。これは，EudraVigilance データベース（**Box 5.1**）を介することによって促進される。また，当局は医薬品安全性監視システムを監査する義務を負っている。

新薬に特に注目する必要性が示唆されてきたが，これを可能にするために，EU の規制当局は2013年に追加のモニタリングスキームを導入し，このスキームは法制により義務になった。これは主には新薬のためのもので初めて承認を得てから5年間継続される。このような製品の副作用（ADR）報告を促すために，これら対象となる医薬品であることは製品情報における黒い三角形のマークで識別される。これは基本的に，1980年代から英国で稼働しているスキームの改訂版である。EMA は，追加のモニタリング対象の製品のリストをEMAのウェブサイトで公表しているが，そのリストには，新薬とともに，安全性プロファイルが確立したと考えられてきた医薬品で新たな安全性上の懸念のため調査中のものも含まれている（例：ドンペリドン，本章の後半の事例を参照）。

製薬企業の義務

企業が負っている医薬品安全性監視の義務は大きく以下のようにまとめることができる。

- 手順書（医薬品安全性監視システムのマスターファイル，pharmacovigilance system master file, PSMF）に基づき医薬品安全性監視システムを運用し，そして，それを定期的に監査すること
- 医薬品安全性監視のための適格者を指名すること
- 副作用（ADR）の報告
- 定期的安全性最新報告（PSUR）
- 規制当局に特定の製品に関するリスク・ベネフィットバランスを変える可能性のある情報を知らせること
- 規制当局からの情報提供の要求に応じること
- 医薬品のリスクを管理し，最小化するシステムを維持すること
- 製品情報（患者向け情報リーフレット，Patient Information Leaflet, PIL を含む）を最新に保つこと
- 医薬品の販売と広告に関する規制を遵守すること

企業の医薬品安全性監視システム

医薬品安全性監視に関する適格者（QPPV）は社内の医薬品安全性監視システムの組織と管理に対して個人として責任を負う。責任者は常時勤務している必要があるので，多くの大企業はその補佐を指名する。医薬品安全性監視システムマスターファイル（PSMF）の形式で品質手順書を整備することが重要である。効果的な医薬品安全性監視には，適切に機能する正確かつ最新のデータを含むデータベースが必要である。部内のすべての人が適切に訓練されなければならない。これらの原則に関するシステムの全般的遵守状況は，現在では査察を通じて規制当局にモニターされている。

副作用（ADR）の報告

第3章では副作用（ADR）の自発報告の原理について，**第4章**ではそのデータが医薬品安全性監視のプロセスにおいてどのように用いられているかについて記述した。次に，企業の医薬品安全性監視部門によって行われる以下のような主な活動について考えてみたい：副作用（ADR）報告と，定期的安全性最新報告，承認後の安全性に関する研究，リスク管理計画。企業に副作用（ADR）報告を義務付ける目的は，企業に直接提出された報告への規制当局の速やかなアクセスを確実にするためのものであることは言うまでもない。ここから，「緊急」報告の概念が導かれた―要約すると，これは（**第1章**で定義された）重篤な副作用（ADR）の疑いに関する報告であり，企業には受け取ってから15日以内に当局に提出する義務がある。非重篤の報告は90日以内に提出する必要がある。EUでは，コード化にあたってはMedDRAの使用が義務付けられており，2017年にはEudraVigilanceによる電子的な報告が製造販売業者に義務付けられることが予定されている〈訳注：2017年11月22日から開始された〉。

EudraVigilanceは承認された医薬品に関して報告された副作用（ADR）の疑いの情報を管理するEUの規制のためのネットワークシステムであり，EMAによって管理されている。EudraVigilanceはEMA，加盟国の当局，製造販売業者，臨床試験のスポンサーによる副作用（ADR）報告の疑いに関する電子的なやり取りを促進することによって，安全性のモニタリングを支える。

EudraVigilanceの主な用途は，人に対する医薬品に関する安全性シグナルの早期発見と評価である。EudraVigilanceは自動応答メッセージ機能を持ち，大規模医薬品安全性監視のためのデータベースは検索，情報の追跡（tracking and tracing）機能をもつ。EMAはEudraVigilanceから得られるデータを副作用（ADR）の疑いの報告の欧州のデータベースとして公表している。公開されているウェブサイトにおいて，利用者は中央で承認された医薬品に関してEudraVigilanceに送られた重篤な個別症例の報告数を見ることができる。EMAはそのウェブサイトで，加盟国レベルで承認された医薬品に含まれるよく使われている医薬品と成分に関する報告についても公表している〈訳注：原著者に問い合わせたところ，ここで言及されているのは http://www.adrreports.eu/en/search_subst.html〉。

製薬企業にとって重要な業務が他に2つある。第一に，**重篤**（**用語集**を参照）で致死的な報告は追跡する必要があり，得られた情報は15日以内に報告しなければならない。企業は不完全な副作用（ADR）報告や，その製品で特に問題となるすべてのイベントに関する報告（例：妊娠可能な年齢の女性が用いられる医薬品に関する妊娠の報告）を追跡しなければならない。第二に，企業はその医薬品で起こることがそれまで十分には知られていない副作用（ADR）の症例報告と考えらえる情報を特定するため，文献検索やマスコミ（ソーシャルメディアを含む），インターネットを積極的に検索しなければならない。その結果，副作用（ADR）報告と扱うのが適切で，重篤であると企業によって評価された場合，これらについても15日以内に報告する必要がある。有効な個別症例安全性報告（ICSR）は次の4つの基準を満たさなければならない。

1）最低1人の識別できる報告者
2）1人の識別できる患者
3）1つの有害事象の疑い
4）1つの被疑薬

承認前の臨床試験で検討される試験薬に関する副作用（ADR）報告に関する要件は異なる。ここで鍵となる原則は**重篤かつ未知**（特定の臨床試験に関する試験概要書に記載されていないことを意味する）の副作用（ADR）の疑い（SUSARs）は緊急報告の対象であり，そのような報告はこの目的のためにブラインド化が解除されなければならない。ただし，臨床試験に直接関与する人たちについては，ブラインド化が保持されたまま臨床試験が実施されるような措置がとられるべきである。企業は，規制当局と臨床試験を承認した倫理委員会の両方にSUSARsの報告を提出しなければならない。企業はまた，臨床試験の被験者の安全性の保護という重要な目的のために，すべての研究者がSUSARsについての情報を常に確実に受け取ることができるようにしなければならない。

企業による副作用（ADR）報告の業務に関しては，多くの複雑な事柄があり，利用可能な当局のガイドラインを用いて，仕事をしながら学ぶのが最良である。これらの原則はその時点において実践すべきことの概要を提供するもので，企業は義務として，変化するガイダンスに遅れないようにし，疑わしい事例については関連する規制当局と話し合いを行わなければならない。

定期的安全性最新報告

定期的安全性最新報告（PSUR）の概念と書式はCIOMSワーキンググループによって1990年代初めに作られ（**第6章**参照），世界の多くの地域で速やかに法制化された。PSUR作成の目的は，市販された医薬品の製造企業に利用可能な**グローバルな**安全性データの定期的かつ系統的なレビューを促すことである。時間の経過とともに，PSURの適用範囲は拡がる傾向にあり，そのようなレビューの目的は総じて，さらなる調査や措置が必要になるかもしれない製品の**ベネフィット・リスク**プロファイルにおける何らかの変化を特定することである。ICHのガイドラインE2C（**第6章**参照）の承認後，適用範囲が安全性からベネフィット・リスクに拡がったことを反映してPSURsは現在定期的ベネフィット・リスク評価報告（PBRERs）として知られている。

PSURの作成は，その医薬品の市販が世界のいずれかにおいて最初に承認されたとき（国際誕生日，international birth date；IBD）に始まり，初めは6カ月ごとに行われる。医薬品が市場でひとたび定着すると，PSURがカバーする期間は長くなるが，正確な要件は時間とともに，また国ごとに変化してきた。EUでは，新しい法制でリスクに比例してPSURの要件を定めることを目指した。例えば，安全性が十分に確立している医薬品を含む後発医薬品に関するPSURが一律に求めることは今ではもうなくなっている。

それぞれのPSURにおけるデータの主要部分は，国際誕生日か前回の報告が「ロック」された時（すなわち，それ以後は，受け取った追加情報を報告に含めることができない時点）のいずれかから始まる，定められた期間をカバーする。PSURの内容と構成を**表5.2**に要約する。「参考」あるいは「中核」の安全性情報（企業中核安全性情報CCSI）もPSURの別添として含まれる。これは安全な使用にとって重要と考えられる情報の最低限の基準であり，すべての世界中の製品情報に含まれるものである。

PSURの重要なセクションは，シグナルの評価，リスク・ベネフィットの統合的評価，全般的な結論と提案されたアクションである。これらのセクションで，重要な新たに特定されたか現在進行中の安全性に関する問題が評価され，これらに対処するための提案がなされる。

PSURは世界中の規制当局によって，定期的にレビューされる。EUでは，PSURは電子的な書式で提出され，EMAが一度評価したものがさらにPRACによってレビューされ，PRACは製造業者を通じてとられるべき何らかのアクションについて勧告する。国際な協調が相当進んできたとはいえ，すべての国の要件を満たすことは複雑で，多くのリソースを要する。開発中の試験薬に関する定期的な安全性報告の書式（Development Safety Update Report, DSUR）は，CIOMSによって提案され（**第6章**参照），国際的に用いられている。欧州のガイダンスでは，DSURは毎年，規制当局に提出される必要があるとされている。

承認後安全性研究

製薬企業は1980年代にこれらの調査を開始したが，当初は新規医薬品の使用促進を意図した販売戦略に代わるものとして見られていた。もちろん，医薬品がほとんど使用されないのなら，日常診療下での安全性の調査を行うことは不可能だが，それでも市販後研究は明確な安全性に関する目的を持ち，処方行動に介入しないことが重要であ

表5.2　定期的安全性最新報告（PSUR）の構造

概要	
1	緒言
2	世界各国における承認状況
3	報告期間に取られた安全性を理由とするアクション
4	参考〈中核〉安全性情報の変更
5	推定使用者数と使用パターン
6	サマリーテーブルのデータ
7	報告期間における臨床試験から得られた重要な知見の要約
8	非介入研究からの知見
9	他の臨床試験や情報源からの情報
10	非臨床データ
11	文献
12	その他の定期報告
13	比較臨床試験における効果の欠如
14	最新情報
15	シグナルの概要：新規，継続，対応終了
16	シグナルとリスク評価
17	ベネフィット評価
18	承認された適応に関する統合的なベネフィット・リスク分析
19	結論とアクション
20	補遺

情報源：EMAのウェブサイトで公表されている資料から作成（©EMA［1995-2016］）

る。英国における例えばCPRDのようなデータベースの出現は，処方医を募って使用者のコホートを構築するところから始めるような研究の必要性を少なくした（**第3章**参照）。科学的な観点からは，特定の医薬品の使用に基づく単一のコホート研究にはいくつかの限界がある。これらは特定のイベントの頻度を測定するかもしれないが，期待されるあるいは背景の頻度に関する情報を提供しないので，因果関係の判断については個別の症例によって行わなければならない。この問題の最善の解決は，別の治療を用いた患者の比較コホート群を含めて検討することである。

承認後安全性研究（PASS）でよく見られる限界は，サンプルサイズである。歴史的に，広く使用される可能性の高い医薬品には10,000人というかなり恣意的な数の患者が対象集団として用いられてきた―これは臨床試験で研究される平均的な患者数よりも1桁大きいからという考えに基づいている。稀な，あるいは非常に稀な副作用（ADR）に関する研究について，研究がこの規模であることはケースがごくわずかかゼロしかみられないことを意味する。一般に，そのような研究は副作用（ADR）の疑いというよりもむしろイベントを測定するものではあるが，研究者が医薬品に関連すると疑った重篤なイベントはすべて，緊急報告として規制当局に報告しなければならない。

PASSを行う企業は，PRACに研究計画書案を提出し，そのレビューと承認を得る必要がある。企業はまた，規制当局に当該研究のデータを提供することを計画書に含める必要がある。そのような研究を行う必要性は，通常，その製品に関するリスク管理計画で特定される（リスク管理計画，参照）。副作用（ADR）に関する研究と同様に，PASSは，医薬品の使用実態に関する貴重な情報をも提供しうる。医薬品を使用するのは誰か―そして，どのように使用しているか―は安全性に関する極めて重要な項目である。

近年，EMAはENCePPの進展を見守っている。このネットワークのメンバーは，薬剤疫学や医薬品安全性監視に関する研究を行う公的な機関，CRO，その他の研究組織である。研究は医薬品の安全性に限定されるわけではなく，医薬品のベネフィット・リスク，疾患の疫学，使用実態を含むものである。ENCePPによれば，その目的は，以下に列記する事柄によってヨーロッパにおける医薬品のベネフィット・リスクバランスの監視を強化することである：

- 質の高い，多施設の，〈企業から〉独立した承認後研究（そのフォーカスは観察研究にあてられている）を促進すること
- 全ヨーロッパの薬剤疫学と医薬品安全性監視に専門性とリソースを集め，共同研究のプラットフォームを提供すること
- 医薬品安全性監視と薬剤疫学に関する研究のための標準的な方法論

と管理の原則を発展・維持させること

ENCePPは，欧州で利用可能な研究のリソースに関するデータベース，承認後研究のレジストリ，透明性と科学的独立性を促進するための実施規則（code of conduct），薬剤疫学に関する方法論の基準に関するガイダンスを含む誰もがアクセス可能なリソースを作り上げた。

ENCePPを通じて行われた重要な研究の例としては，吐き気や嘔吐のような消化管症状に広く用いられている医薬品のドンペリドンと関連する心臓突然死という稀なリスクを評価するために行われた研究を挙げることができる。この**症例対照研究**（**用語集**参照）では，心臓突然死の相対リスクの約2倍の増加が認められ，これは用量に依存していると思われた。2014年，それ以外の関連するデータと併せて，この研究の結果に基づき，PRACにその使用の制限，警告（特に，相互作用のある医薬品の使用に関して）の強化，製造業者による高用量製剤の廃止を勧告した。英国では，さらに，〈ドンペリドンを〉処方箋を必要とする医薬品に指定する措置がとられた。

リスク管理計画

かつて，医薬品安全性監視のプロセスには明確な開始時点がなく，能動的に安全性に関するさらなる情報を得てリスクを最小化しようとするための計画を欠くことが多かった。近年，規制当局と製薬企業によって既存のリスク管理システムを改善するために相当程度の努力がなされてきた。害よりも安全性に焦点をあてることが必要であり，また，承認された新たな医薬品の安全性を明らかにすべく積極的に計画を立てる必要性が認識されつつある。2005年に欧州の規制プロセスに重要な発展をもたらしたのが，欧州リスク管理計画〈訳注：EU RMP〉の導入である。欧州では，現在，すべての新規の申請において（すべての新しい有効成分についてだけではなく，後発医薬品などについても），また，医薬品の使用を著しく拡大する可能性の高い既存の承認を変更する場合に，製造業者にリスク管理計画（RMP）の提出を求めている重要な新たな安全性に関する問題が出てきた場合には，規制当局から後になってから計画書を要求されることもある。

EU RMP の基本的な構成は，関連する GVP モジュールで定義されており，**表 5.3** に示す。リスク管理計画は 3 つのセクションを含む。

1)　安全性検討事項
2)　医薬品安全性監視計画
3)　リスク最小化計画

安全性検討事項の目的は，これまでに明らかにされている安全性のレベルを明示的に検討することである。〈安全性検討事項では，〉安全性について何がこれまでに知られており，何が知られて**いないか**を特定し，後者（すなわち，知られていないこと）が医薬品安全性監視計画の重要な推進力になるべきである。計画の基本的な目的は，いまだ知られていない事柄を見出そうと試みることであり，それは多分に臨床試験の限界のためである。

RMP は，製品情報に記述されている通常の方法では簡単に管理す

表 5.3　欧州リスク管理計画の構成

パート I	製品概要
パート II	安全性検討事項
	適応や対象集団に関する疫学
	安全性検討事項に関する非臨床の部分
	臨床試験での曝露
	臨床試験で検討されていない集団
	承認後の経験
	安全性検討事項に関する追加の EU での要件
	特定されたリスクと潜在的なリスク
	安全性に関する懸念についての要約
パート III	医薬品安全性監視計画
パート IV	承認後の効果に関する研究計画
パート V	リスク最小化の方策（リスク最小化の有効性に関する評価を含む）
パート VI	リスク管理計画の要約
パート VII	付録

情報源：EMA のウェブサイトで公表されている資料を基に作成（©EMA［1995-2016］）

ることができないような，既知あるいは潜在的リスクに特に焦点をあてるべきである。

最近まで，製薬企業における市販後安全性に関する活動は主に，この章のはじめに概括したような規制当局からの要件（すなわち，自発報告や定期的安全性最新報告）を満たすことを中心にしてきた。これらは重要であるが，本来，医薬品が安全であることを保証するものではなく，またしばしば安全性を示す上ではほとんど役に立たない。それらはまた国民の健康よりもむしろ，役所の要件を満たすことを第一義とする傾向を助長する。日常診療下で使われるまで，ある医薬品が受け容れ可能な程度に安全であることを知ることは不可能なので，安全性を示すことが市販後の重要な目標であるとする主張は理にかなっており，したがって，当然のことながら，それをいかに達成するかを計画することが必要である。

■ 安全性検討事項

本章の残りの部分では，リスク管理計画の主な部分が基づくべき基本原則について考える。承認される新規の医薬品は何であれ，医薬品の潜在的なベネフィットと治療対象の疾患に照らして，暫定的に受け容れ可能な安全性のレベルを持つと考えられる。リスク管理計画の安全性検討事項は，以下の5つの大きなタイトルの下に，この判断の基礎となるものを記述するものでなければならない。思考の順序としてはまず，治療あるいは予防対象の疾患と対象集団の特徴を考慮するところから始めるのが最良である。

適応疾患の疫学的特徴

これは，適応疾患の記述疫学を含む。すなわち，発生割合，有病割合，性・年齢，予防，合併しやすい疾患，併用されやすい医薬品，加えて副作用（ADR）と間違われる可能性のあるような適応と関連するイベント。そのような情報は，副作用（ADR）自発報告を適切に整理する上でも有用である。

現在の臨床的な安全性に関する知見の程度

これは図や表の形でまとめることが可能で，以下の情報に基づき，治療期間や推定される潜伏期間（つまり，発現までの時間）を考慮し，副作用（ADR）の検出力に関する計算結果を付す。

- すべての市販前の臨床試験に参加した，様々な治療期間と追跡期間をもつ全患者数。
- 年齢，性，投与量，治療する疾患に関するその他の特徴で分類した異なるサブグループの患者数（治療期間と追跡期間も示す）。全患者（と可能なサブグループ）の両方について，曝露された患者数を時間に対してプロットしたグラフで示すのが最善である（**図5.1**）。

確認された副作用（ADR）

ここで焦点をあてるべきは主に，臨床試験で特定された副作用（ADR）であり，器官別大分類に沿って記述し定量化する。解析は，

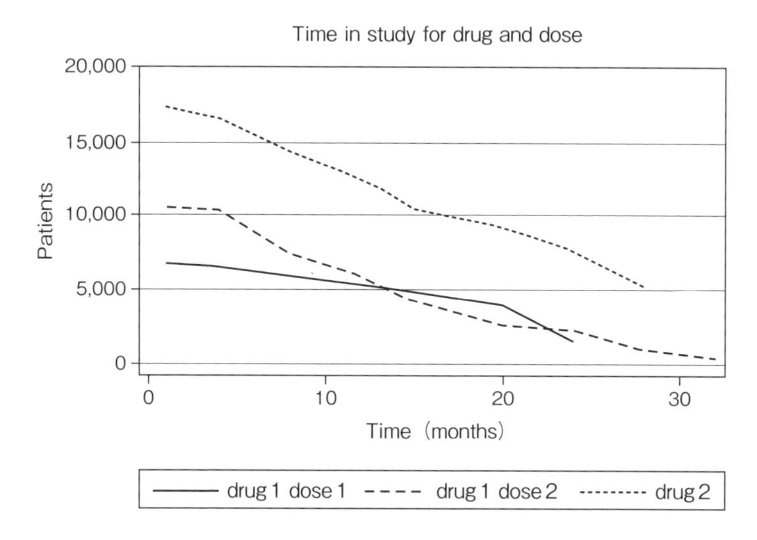

図5.1　医薬品の曝露対時間

よく見られる以下のような状況を示したものである。すなわち，承認前に実施された数カ月間の臨床試験において，非常に多くの患者が曝露されているが，2年以上観察された患者は極めて少ない。

治療群と比較群の統計的な有意差に基づくべきである。これには，リスク差と95%信頼区間を示すのが最善であろう。

潜在的有害事象のシグナル

これらは以下のものが含まれ得る。

- 重篤なイベントであり，臨床試験のグループ間で統計的な有意差がなくても，相対リスク2以上，あるいは医薬品が（研究者または企業が正規の因果関係評価の結果）原因と考えられる症例が最低1例あり，さらなる評価が必要な潜在的なシグナルと考えられるもの。
- 前臨床のデータで認められた毒性の可能性に関する未確認のシグナル（例えば，催奇形性の可能性）。

安全性の知見が不十分である領域

ここで検討されるべき主な領域は：

- 使用経験が限られている（例えば，小児や妊婦）臨床試験で対象となっていない特定の集団（特に医薬品の使用が絶対禁忌というわけではない），あるいは，安全性プロファイルが異なることが想定される集団。
- その医薬品ではいまだ観察されていない稀な副作用（ADR）であるが，同一のクラスの他の医薬品では認められている，あるいは分子構造から可能性があることが認識されているもの。
- 適応外使用，投薬過誤，意図的な過量投与において発生しうる安全性上の懸念に関する検討。

■ 医薬品安全性監視計画

医薬品が市販されると，受け容れ可能なレベルの安全性を示す機会と必要性が生まれる。医薬品安全性監視計画は，通常の医薬品安全性監視活動（すなわち，すべての医薬品について法制で求められている活動）と特定の医薬品に関する追加の安全性監視活動（例えば，PASS）の両方をカバーし，いかにこれらが実際に成し遂げられるかを示すものでなければならない。計画には以下のようなタイプの情報が含まれると考えられる：

- 時間の経過とともに（全世界で）期待される医薬品の使用のレベル
- 既知および潜在的な安全性シグナルを検討する方策
- 既知の重篤な副作用（ADR）をモニターし，その発生が想定していたよりも大きくないことを確かめるための方策
- 安全性の知見が不完全である領域（例えば特定の集団）を検討する方策
- 安全性に関して，その時点で一段高いレベルの知見が得られていることが期待されるようなマイルストーン

ほとんどの安全性に関するマイルストーン（例えば，定期的安全性最新報告）は恣意的な時間尺度に基づいている。あらかじめ設定した期限が来ても，安全性の知見が増していることもそうでないこともあり，それは，製品の使用のレベルにも依存する。概念的に，より論理的なマイルストーンの設定方法は，製品の曝露のレベルに基づくことである。これらは承認時における安全性のレベルについての統計的パワーの計算を参考に，期待される薬の使用量から導くことができる。マイルストーンに達するのはこの場合，（ある特定の期間において，という条件をつけることもあるが）特定の数の患者が調査されたとき，あるいは特定の安全性に関する調査が終了したときである。

■ リスク最小化計画

リスク最小化計画は製品情報（すなわち，製品概要や患者向けリーフレット）のみでは，既知あるいは重篤な潜在的なハザードに対する安全対策が不十分と考えられるときに特に重要である。追加のリスク最小化の方策は，一般的な教育（例えば，“Dear Health Professional”レターによるコミュニケーション），安全な投与のために行う使用者に対する特別な研修，安全性に関する行動の記録に基づいて行う使用制限（例えば，クロザピン使用者の白血球数が基準を満たすことが確認されていないと新たな処方せんに関する調剤ができない）など様々である。特定の医薬品や集団に関する追加のリスク最小化の方策もある。例えば，妊娠可能な女性に使用される可能性があり，催奇形性が

既知の医薬品（例えば，イソトレチノイン）に対する妊娠予防プログラム。

どのようなレベルの活動が計画されるかによらず，良いコミュニケーションが必要不可欠であり，また，提案された計画の実施可能性の検討とテストが重要である。活動の最も一般的な形式は安全な使用の促進であり，これを単なる使用の促進と混同しないことが重要である。一般に当局はこれら2つの活動が明確に区別されることを期待し，リスク最小化の方策が製薬企業の営業担当者〈原文はcompany representativesであるが，実際に想定されているのはsales representativeである。訳注：著者への問い合わせによる〉によってのみ伝えることを受け容れる可能性は低い。

医薬品安全性監視の最終段階はリスク最小化がどの程度成功しているかを評価し，また必要があれば，計画を洗練，あるいは変更することである。これは過去において一般に不十分にしか行われていなかったが，今では新しい法制の一部であり，当局からより多くの注意が払われている。

リスク最小化（更なる詳細は**第4章**参照）の成功を測ることが可能な方法には以下のものが含まれる。

- コミュニケーションの効果をテストすること
- 処方に対する影響を分析すること
- 自発報告された症例のモニタリング
- 測定可能なアウトカムに関する正式な研究（例えば，特定の患者集団におけるリスク最小化策の実施前後の副作用（ADR）の発生率の解析）

副作用（ADR）自発報告を単にモニタリングするだけではリスク最小化の効果を研究する目的には通常不十分であり，医薬品の使用実態に関する研究，特に使用者の特徴や医薬品の使われ方に関する研究から多くを学ぶことができる。例えば，禁忌とされているかもしれない，相互作用を起こす医薬品の併用について検討するために処方データベースを用いることは，比較的容易である。理想的には，ハードな定量可能なアウトカムを測定し，副作用（ADR）が実施された対策によって予防されているかどうかを知ることができるようにするべきである。

結論

この章では，EU に焦点をあてて規制当局の医薬品安全性監視の基礎となる原則を概説した。法的には規制当局と製薬企業の両方が医薬品の安全性に関して責任がある。両者は医薬品安全性監視システムを運用し，必要に応じて患者保護のためのアクションを取る義務をもつ。そのプロセスの主要な要素は副作用（ADR）報告と定期的安全性最新報告，PASS，医薬品リスク管理計画である。この章で記述した EU に関連する事柄の多くは広く国際協力を通じて発展してきた。どのように，なぜこれが起こったのか，また関連する国際的な団体の役割については次の章で記述する。

6

国際協力

International Collaboration

医薬品は世界中の患者に使用されており，医薬品が市販されているすべての国における薬の安全性をモニターするために，世界規模の医薬品安全性監視活動が必要である。医薬品の安全性に関しては，はっきりとした国際的なばらつきが存在し，それには多くの理由がある。医薬品が使われる集団は人種，性・年齢に関する因子，使用の適応症となる疾患などの点で異なりうる。特定の医薬品の，患者にとっての必要度や使われ方が（例えば，用量やモニタリングの点で）異なるかもしれないし，代替治療との関連でリスクとベネフィットの受けとめられ方が違うかもしれない。これらは，ばらつきを説明する正統な理由にはなりうるが，歴史上見られた安全性に関する推奨事項や履行度合いのばらつきの程度ははなはだしく，それらの理由だけでは説明しえないことは明らかである。世界の一部の国で撤退または使用制限の対象となった薬が，その他の国では合理的な理由なしに使用が可能であり続けるなどの事例が数多く存在する。そのような非合理的な国際間のばらつきは，関連するデータの不確かさと，安全性に関して規制当局にアドバイスを与える専門家の見解の異なりを反映している。世界規模での患者の安全性と診療における一貫性を実現するために，国際的なハーモナイゼーションと協力が医薬品安全監視にとって極めて重要な要素であることが古くから認識されてきた。

医薬品安全性監視における国際協力は近年大きく前進した。医薬品の規制においては，世界の規制当局が国際的な規制の問題について話し合う機会が多くなっているし，製薬企業も副作用（ADR）の報告を含む多数のプロセスに関する国際的なハーモナイゼーションを前向きに求めるようになってきた。世界保健機関（WHO），国際医学団体協議会（CIOMS），医薬品規制調和国際会議（ICH）のような非政府国際機関は重要な医薬品安全性監視に関する重要なサービスを提供し，いかに実践するかに関するガイドラインを発表してきた。国際ファーマコビジランス学会（ISoP）や国際薬剤疫学会（ISPE）のような専門家の団体もより地球規模になってきている。この章では，重要な国際的な医薬品安全性監視に関する組織の活動と役割を概説し，どのようにそれらの組織が発達し協力してきたかを記述する。

国際的な規制上の協力

第5章では，医薬品安全性監視に関するEUの医薬品規制を記述した。欧州医薬品庁（EMA）は，中央集中型のハーモナイゼーションのプロセスを発展させることにより，異なる加盟国間に以前存在した医薬品安全性監視のあり方の違い―例えば，1つの国では安全性上の理由で撤退した製品が他の国では撤退には至らなかったなど―に取り組んできた。EMAは副作用（ADR）の報告の一元化されたデータベース，医薬品安全性監視活動に関するヨーロッパのガイドライン，すべての加盟国の代表が参加する専門家諮問委員会を進めてきた（**第5章**参照）。このようにしてEMAは国際的協力を通した規制の活性化を実現している。

ヨーロッパ以外では，ほとんどの先進国と，ますます多くの発展途上の低・中所得国が，医薬品規制機関をもっている。WHOの国際医薬品モニタリングプログラム（WHO Programme for International Drug Monitoring, WHO PIDM）において，最大級の人口のサイズをカバーする規制当局をもつ国にはアフリカ（例：ナイジェリア），中東（例：エジプト），アジア（例：インド，中国，日本），中央アメリカ（例：メキシコ），南米（例：ブラジル），ロシア連邦が含まれる。多くの国では医薬品安全性監視を実施するのは国の規制当局であり，通常国の健康に関する部局内におかれている。しかし，明らかな例外もあり，日本，韓国，オランダ，ニュージーランドでは医薬品安全性監視のセンターは政府の規制組織の外部に存在し，国の規制当局のためにデータを収集し提供している。

アメリカの食品医薬品局（FDA）は世界で最も古い規制当局である。FDAは1906年に設立され，常に医薬品と食品に対してその権限を行使してきた。この点がFDAと英国のMedicines and Healthcare products Regulatory Agency（MHRA）を含む他の国の規制当局との重要な違いになっている。MHRAは食品を対象にしておらず，食品は英国の他の政府機関がモニターしている。しかし，多くの他の規制当局（中国FDA，タイFDA，フィリピンFDAを含むアジアのいくつかの規制当局を含む）は医薬品のほかに食品も対象にしている。アメリカのFDAはさらにワクチン，血液製剤，医療機器，タバコ製品，化粧品，動物薬など，したがって非常に広い範囲を対象としている。

2010年には，アメリカFDAの職員の数はおおよそ1万5千人で，2012年の年間予算は40億ドルに達した。そのサイズと資源は，アメリカFDAが世界規模の医薬品規制のあり方，特に新薬の認可のあり方を長期にわたってリードすることを可能にしている。現在，その他の国ほとんどは固有の規制当局を有してはいるが，多くの国はヨーロッパ（**第5章**参照）またはアメリカで作られたガイダンスを手本としている。医薬品安全性監視については，FDAの一次的なツールは1993年に設立された自発報告プログラムの"MedWatch"である。近年になって，FDAによる市販後のリスク管理に関する要求はヨーロッパにおいてと同様（**第5章**参照）強まっている。2007年に主にロフェコキシブに関連する懸念の結果としてアメリカの法制は修正され（**第1章**参照），FDAは翌年〈訳注：正確には2009年〉に，より前向きの電子的な市販後サーベイランスのシステムであるセンチネル・イニシアティブを開始した。

2014年に英国のMHRAとアメリカFDAは"global regulatory authority"を設立するための議論をけん引し，結果として薬事規制当局国際連携組織（ICMRA）が設立された。この任意的な組織の目的は，全世界の規制当局のトップが安全性の問題を含む世界的規模の規制上の問題に取り組むために，共通の戦略的リーダーシップを発展させるところにある。その1つの例は2015年にICMRAがWHOとともに，多くの国を襲ったエボラ出血熱ウィルス流行への取り組みを助けたことである。またICMRAは，情報の迅速な共有やジェネリック医薬品に関する問題などを調べるための作業グループをいくつか立ち上げた。

世界保健機関（WHO）

WHOの医薬品の安全性に関する国際共同プログラムは1968年に開始され，1978年からはスウェーデンのウプサラ・モニタリング・センター（Uppsala Monitoring Centre, UMC）が，この拡大を続ける世界的な医薬品安全性監視のネットワークにおいて，科学的リーダーシップを発揮し，技術的支援を提供してきた。WHOのプログラムはほんの一握りの参加国で開始されたが，2016年に参加国は153（正式メンバー124，準メンバー29）に増加した。特定の医薬品安全性監視の専門知識をもつ国レベルのセンターのいくつかは，WHO協力センター（WHO Collaborating Centres）になった。最近設立された協力センターにはガーナ（2009），モロッコ（2012），オランダのLarebが含まれ，オランダLarebは患者報告と医薬品監視のためのカリキュラムの開発に関する追加的な専門知識を提供している。

現在の主なWHO-UMCプログラムの活動には以下のようなものが含まれる：

1）国際医薬品モニタリング制度（Programme for International Drug Monitoring, PIDM）

WHO PIDMのメンバーのすべての国は，市販後の個別症例安全性報告をUMCに報告し，そこでデータは地球規模の基準情報源（reference source）であるVigiBaseに入力される。2015年12月にはVigiBaseは1,200万件以上の報告を有し，すべての国レベルの医薬品監視センターにUMCのオンラインの検索・分析ツールであるVigiLyzeを通じた利用の機会が与えられている。

2) 参加国に対する訓練と支援

UMCとその協力センターは，国レベルの医薬品監視センターを設立・発展させることを希望するいかなる国に対しても訓練と支援を提供している。2000年以後に新しく設立された監視センターの例にはスリランカ（2000），ガーナ（2001），ペルー（2002），スーダン（2008），ジャマイカ（2012），スワジランド（2015）が含まれ，完全なリストはUMCのウェブサイト（**Box 6.1**）で見ることができる。多くの国，特に発展途上国は，わずかなリソース，少数のスタッフ，少ない報告数でスタートするが，ひとたびWHOプログラムに参加すると，多くはより大きく，より生産的なセンターへと発展する。現場でのサポートに加え，定期的な訓練と教育のセッションがWHOプログラムの参加国に提供されており，また，WHOの国レベルのセンターの年次会合が世界の異なる地域で開かれる。これらの年次会合のいくつかはISoPの年次カンファランスと連続するタイミングで開催され，重なり合う1日間に，より大きな国際協力のために合同セッションが開かれる。

Box 6.1　重要な参考ウェブサイト

国際医学団体協議会（CIOMS）：www.cioms.ch
医薬品情報協会（DIA）：www.diaglobal.org
医薬品規制調和国際会議（ICH）：http://www.ich.org/home.html
国際薬剤疫学会（ISPE）：www.pharmacoepi.org
国際ファーマコビジランス学会（ISoP）：http://isoponline.org/about-isop/
US FDA センチネル・イニシアティブ：
http://www.fda.gov/Safety/FDAsSentinelInitiative/ucm149340.htm
世界保健機関ウプサラ・モニタリング・センター（WHO-UMC）：www.who-umc.org

3) 製品の提供と商業的サービス

70を超えるWHOプログラムのメンバーはUMCが開発したオンラインのデータ管理システムVigiFlowを使っている。UMCが提供する商業的サービスにはWHO医薬品辞書拡張版（WHO Drug dictionary enhanced）が含まれ，主に企業と研究組織に提供されている。UMCはWHO副作用用語集（WHO Adverse Reaction Terminology, WHO-ART）の購読申し込みはもはや受け付けていないが，MedDRA（**用語集**を参照）の使用に移行する国の助けとなることを意図して"WHO-MedDRA bridge"を引き続き提供している。

4) 医薬品安全性監視の解析と研究

シグナル検出とその調査に関しては，UMCはデータマイニングの手法（**第4章**参照）とそのトリアージのアルゴリズムを用いており，また，臨床的評価がUMCの専門家と外部レビューワーの委員によって行われている。UMCの研究担当部門は電子的な診療記録のデータマイニングや構造的なベネフィット・リスク評価を含む方法論的な研究を実施している。

5) 医薬品の安全性情報に関する世界規模のコミュニケーション

WHOプログラムのネットワーク内で，情報の交換がニュースレター（*WHO Pharmaceuticals Newsletter*）の発行，電子的にはVigiMed協力ポータルサイト（VigiMed collaboration portal）を通して行われている。UMCは*Signal*という文書（最近調査されたシグナルのまとめ）を配布しており，*Uppsala Reports*（現在の医薬品安全性監視におけるトピックに関する情報と世界中のセンターからのニュースを載せた雑誌）を発行している。

国際医学団体協議会（Council for International Organizations of Medical Sciences, CIOMS）

CIOMSはWHOとUNESCOと連携し，国際的な非営利・非政府組織として1949年に設立された。CIOMSは1980年代後半から様々な医薬品安全性監視上のテーマに関する規制当局と企業間の討論の場として機能してきた。CIOMS作業部会からの報告は世界の法制やガイドラインの構想に強い影響を与えてきた。2013年には，CIOMSには49の国際的な協会会員組織が参加している。

CIOMSの活動は大きく3つの領域に分けて考えることができる。

1） 医薬品の研究
2） 特に医学研究におけるヒトの倫理
3） 作業部会（working group）による医薬品の安全性に関連するガイダンス作成

ここでは，医薬品安全性監視に最も直接的な関連をもつCIMOS作業部会に焦点を合わせる。1990年から2015年までに10の正式なCIOMS作業部会が設立されたが，以下に，それぞれのトピックスと概略を示す。

■ CIOMS I：副作用（ADR）の国際的な報告（1990）

1980年代半ばまで，規制当局への報告に関する要件は，ほとんどが国内，すなわちその国の領域内で発生した副作用（ADR）の報告に関連するものであった。1980年代半ばに「外国の」報告の提出に関する要件がいくつかの国で導入された。この作業部会は何が報告され，またいかに報告されるべきかに関する原則を話し合うために開かれた。作業部会の成果物に示された重要な点は，そのような「外国の」報告とは，重篤**かつ**予期しない（すなわち「添付文書にない」）反応であり，それらの提出は15日以内になされるべきという点であった。

このCIOMSの部会は，「CIOMSフォーム」という報告書式を作成したが，これはその後の国際基準になった。1995年に作業部会（CIOMS Ia）が再度開かれ，報告の電子的伝送に含めるべきデータの要素を提案した。今日CIOMS 1フォームとして知られている「CIOMSフォーム」は副作用（ADR）の報告において今も使われており，現在の報告の国際標準のICH E2B書式はCIOMS Iaのデータ要素をもとに作られた。

■ CIOMS II：安全性に関する定期的な最新集計の国際的な報告様式（1992）

この報告は定期的安全性最新報告（PSUR）の書式と内容の原案となったものである。1992年以後PSURは広く規制要件として実装され，欧州のGVPモジュールにはPSURに関するものが含まれる（**第5章**参照）。またICHを介して国際協調のためのガイドラインが採択された。

■ CIOMS III：薬の企業中核安全性情報（core clinical-safety information）（1995）

この報告は世界レベルでの安全性の表示に関するばらつきを取り上げ，企業が，薬が販売されているいずれの国においても，そのすべてを含めることが必要な安全性情報を「中核データシート」として作成するべきことを提案した。これは事実上最低線の基準であり，国によっては追加的な情報を含めてもよい。また，中核情報は特定の有害な反応が「リストされているか」（すなわち，予期できるか）否かを判断する基準にもなっている。

■ CIOMS IV：市販医薬品のベネフィット・リスクバランス—安全性シグナルの評価（1998）

この報告はベネフィット・リスク評価報告書の標準的な書式と内容を提案したものであり，また，よい意志決定の実行のための原則を定式化した。CIOMS IV作業部会は，安全性に関わる事項が発生した時に必要となるベネフィット・リスクの再評価において，解析・報告・意志決定のステップにおけるハーモナイゼーションに基づくアプローチ〈訳注：「“ベネフィット・リスク比”の語を避ける」などのCIOMS IVに示された一般原則を守るアプローチ〉を推奨した。

■ CIOMS V：医薬品安全性監視の今日的課題—実用主義的アプローチ（2001）

CIOMS Vは個別の症例と，そのまとめの両面において望ましい症例の取り扱いと報告のあり方を取り上げた。この報告では特定の推奨事項が含まれ，医薬品安全性監視に関連する部門におけるハンドブックとして用いられることが意図されている。一般的な勧告として「究極の目標は単一の世界的な，共有データセットの確立である」と述べられている。

■ CIOMS VI：臨床試験の安全性情報の扱い（2005）

この報告の目的は，臨床試験の安全性に関連する倫理的および技術的な問題への意識の向上である。作業部会は臨床開発における安全性情報の取り扱いの系統的な取り組みを提案した。CIOMS VI の報告は広範囲の問題を取り上げており，倫理的問題，リスクの特定に関する統計的アプローチ，臨床試験で得られた安全性情報のコミュニケーションの問題が含まれる。

■ CIOMS VII：開発時定期的安全性最新報告（DSUR）―臨床試験における定期的な安全性報告の書式と内容の協調（2006）

この報告は，薬の臨床開発期間における定期的でタイムリーな安全性情報のレビュー，評価，コミュニケーションのための手段であるDSUR の内容と書式を提案するものである。作業部会は将来的にはDSUR と PSUR は製品のライフサイクルの全過程を包含する単一の統一的な安全性報告に統合可能であるとしている。

■ CIOMS VIII：医薬品安全性監視におけるシグナル検出の実際的側面（2010）

この作業部会は，データの電子的な保存が，複雑な解析を可能とする大きなデータセットに結果する過程を観察している。CIOMS VIII の報告は，いかにそのようなデータセットをシグナル検出のために取り扱うかと，医薬品安全性監視のシステムと実践を強化するかに関する実務的な推奨事項を示している。

■ CIOMS IX：医薬品リスク最小化のための実践的アプローチ（2014）

CIOMS作業部会IXは2010年に設立され，医薬品のリスク管理のためのツールのリストと，これらのツールの活用時に必要な考慮点に関する，コンセンサスに基づく実用的な報告書を作成した。レビュー，原稿作成，より広いコメント募集のプロセスを経て部会の報告書は2014年に公表された。

■ CIOMS X：メタアナリシス

CIOMS X作業部会は，バイオ医薬品の規制プロセスの枠組みにおいて，いかにしてメタアナリシスを臨床的な安全性データにうまく適用できるかを考察するために設立された。メタアナリシス（**第3章**参照）は医薬品のリスクとベネフィットを調べるために利用が増えているが，このアプローチの価値に関する論争は続いている。この作業部会からの報告は2016年に公表されることが期待されている。〈訳注：“Evidence Synthesis and Meta-Analysis for Drug Safety：Report of CIOMS Working Group X” が2016年に公表されている。〉

■ CIOMSのその他の活動

上述のプロジェクトに加えて，現在進行中のCIOMS作業部会は以下の事柄にも取り組んできた。

- ワクチンの安全性監視
- 薬理遺伝学
- リソースの乏しい国における薬の開発研究と医薬品安全性監視

CIOMSはまた副作用（ADR）に関する用語の定義，特に副作用（ADR）の発生の報告頻度に関する定義（**第4章**参照）にも関与している。

医薬品規制調和国際会議（ICH）

医薬品規制調和国際会議（ICH）は，1990年に“International

Conference on Harmonisation" として設立されたが，2015年に"International Council for Harmonisation of Technical Requirements for Pharmaceuticals for Human Use" と改称された。ICHの目的は規制当局と製薬企業が共に医薬品の承認（drug registration）の科学的・技術的側面について意見を交わすことである。ICHは，考え方に関する「シンクタンク」として報告書を公表してきたCIOMSに比べるとより正式なグループであり，医薬品の開発プロセスの広い範囲におけるハーモナイゼーションのためのより広い権限を有している。

ICHは医薬品安全性監視に関連する現在の規制要件を，特にガイダンス文書を通して，形作る上でその影響を行使してきた。ICHは，以前は地域という点ではEU，アメリカ／カナダ，日本の三者から構成されていたが，現在はICHの定款に示された要件を満たすいかなる国に対しても開かれている。規制当局と企業からの代表者に加え，WHOや国際製薬団体連合会（International Federation of Pharmaceutical Manufacturers and Associations）を含むオブザーバーが参加している。主な目的は医薬品の開発と承認に関連する既存のガイドラインの協調を図ることである。

ICHのガイドラインは，以下のような5段階の進行過程を経て作られる。

- Step 1―関連する専門家による予備的な議論と草案作成
- Step 2―草案の運営委員会での検討と承認
- Step 3―より広い協議と改訂
- Step 4―運営委員会による最終的な承認
- Step 5―各国における関連する法制やガイドラインとしての実装

原則として，日米欧それぞれの地域の規制当局がICHガイドラインの実装に努めることになるが，実際上は実装時期や実装の程度は様々である。

ICHガイドラインは以下のような広い4つのカテゴリに分類される。

1) **品質（Quality, Q）**―例えば安定性試験ガイドライン

2) **安全性（Safety, S）**—遺伝毒性，生殖毒性，発がん性のような**前臨床**のリスクを対象とする。注目に値する安全性ガイドラインには特定の医薬品のQT延長のリスクの非臨床試験に関するものがある。〈訳注：2009年のS7B「ヒト用医薬品の心室再分極遅延（QT間隔延長）の潜在的可能性に関する非臨床的評価について」〉
3) **効果（Efficacy, E）**—臨床試験のデザイン，実施，**安全性**（ICHは医薬品安全性監視を「効果（Efficacy）」に含めている），報告に関するガイドライン。
4) **複合領域（Multidisciplinary, M）**—上記3つのカテゴリにうまく当てはまらないもの—例えば，ICH国際医薬用語集（MedDRA），コモン・テクニカル・ドキュメント（CTD），医薬品規制情報の伝送に関する電子的標準（Electronic Standards for the Transfer of Regulatory Information, ESTRI）の作成。

医薬品安全性監視に関連するICHの重要なガイドラインはE2A-E2F（上記では有効性のグループに含まれる）であり，実装された日付は以下の通りである：

- E2A：緊急報告のための用語の定義と報告の基準（1994）
- E2B：個別症例安全性報告を伝送するためのデータ項目（1997）
- E2C：市販医薬品に関する定期的安全性最新報告（PSUR）（1996）
- E2D：承認後の安全性情報の取扱い（2003）
- E2E：医薬品安全性監視の計画（2005）
- E2F：治験安全性最新報告（2010）

ICHのE2Eガイドラインは重大な国際的なインパクトを与えた。その重要なメッセージは，市販後において医薬品の安全性を適切にモニターするためには，自発報告の他に追加的方法が必要とされるということである。E2E公表後数年内に，アメリカのFDAは医薬品の追加的モニタリングのためにセンチネル・イニシアティブを展開し，EUはリスク管理計画（**第5章**参照）のためのさらなる規制要件導入に向けた取り組みを開始した。

国際的な科学的協力

本書ではすでに医薬品安全性監視のための方法やツール（**第2章**参照），医薬品の安全性上の問題の科学的な調査に用いられるデータタイプとデータ源（**第3章**参照）について考察してきた。近年，医薬品安全性監視の科学と方法は目覚ましい発展を遂げたこと，その多くが国際協力の試みの結果であることをここで強調しておきたい。多くの研究，特に，意味のある結果を得るためには多数の患者が含まれることが必要な頻度の低いアウトカムに関する研究が国際的な多施設研究として実施されてきた。研究者，大学教員（academics），臨床家が世界中で国レベルの医薬品安全性監視のセンター，WHO協力センター，その他の非政府組織と協力し，医薬品安全性監視の実践のための科学的に頑強な方法を生み出してきた（**第4章**参照）。

国際的な専門家の団体

医薬品安全性監視において，多くの国際協力が専門家の団体を通して実施され，そこではそのメンバーが情報や考えを共有し，研究を促進することを後押ししている。これらの団体における平等な同僚としてのネットワークが，医薬品安全性監視が実践される異なる領域（例えば，規制，企業，アカデミア／研究所，臨床）で働く者によって価値あるものと評価され，長年にわたってたくさんの専門家の協力関係が生み出されてきた。

医薬品安全性監視のために働く人たちのための専門家の団体が存在し，メンバーの資格によるもの（例えば，いくつかの国における薬剤師会），雇用上の役割によるもの（例えば，薬事を専門とする者の団体）などがある。以下に説明する通り，特定の資格や雇用上の役割を要件としない国際的な専門家の団体が3つ存在する。

国際ファーマコビジランス学会（ISoP）

ISoPは1993年に欧州ファーマコビジランス学会（ESoP）として

始まり，最初の数年間はその活動と会合は主に欧州で働く人たちを対象としていた。しかし，2001年にESoPはISoPになり，それ以後，学会は国際的な広がりを増すことを重視してきた。現在，欧州の支部に加えて西太平洋，ラテンアメリカ，中東，アフリカ支部などのISoPの地域的支部が設立されている。

ISoPは毎年，研究を主体とするカンファランスを（欧州と欧州外，隔年で）開催し，メンバーに対する教育コースの機会を年間を通して提供している。ISoPのカンファランスの抄録は国際雑誌の*Drug Safety*に公表されている。ISoPはさらに，リスク・コミュニケーションや女性に対する医薬品などに関する分科会（SIG）をもっている。ISoPによれば，ISoPは「専門家の独立な非営利で医薬品の安全性と有効性に興味をもつすべての人に開かれている」学会である。

■ 国際薬剤疫学会（ISPE）

ISPEは1989年に北米と欧州における学会として始まり，薬剤安全性監視に加え，広い分野で薬剤疫学に関連して働く人たちを包含する。ISoPと同様ISPEは近年より国際的になり，地域支部を有している。現在，アジアにおける毎年の薬剤疫学のカンファランスも開催している。ISPEの学会の抄録は国際雑誌の*Pharmacoepidemiology and Drug Safety*に公表されている。

ISPEでも医薬品使用実態，医療機器，ワクチンなどに関する分科会（SIG）が活動している。ISPEはISoPよりも希望が大きい学会であり，2つの学会の協力，ネットワーキングも見られる。ISoPもISPEもCIOMSやICHと関連をもち，世界中で医薬品安全性監視に関連して働く多くの人が1つ以上のグループのメンバーになっている。

■ Drug Information Association（DIA）

Drug Information Association（DIA）は1964年に「中立的な地球規模の会員からなる学会」として設立され，その目指すところは医療・保健に関連する製品の開発に携わる（特に企業と規制当局の）すべての人々が，関連する事柄を話し合うための場を提供することであった。医薬品開発の分野におけるコミュニケーションと協力という目標は現在も変わっておらず，医薬品の安全性とベネフィットの評価に関連する事柄は，今もDIAの扱うべきものとみなされている。しかし，DIAのメンバーには，承認後の医薬品安全性監視や薬剤疫学よりも承認前の医薬品開発にかかわる人が多い。

結論

医薬品安全性監視は国際的な活動であり，世界で市販されている製品の安全性のモニターのために，協力とコミュニケーションがこれまでにないほど必要になってきている。多くの医薬品安全性監視と薬剤疫学の研究とモニターが全世界において実施されている。アメリカと欧州は依然規制，研究，開発において主たる役割を果たしてきているが，これらの地域の外にあるその他の国々が市販後調査において寄与することが大いに期待されている。

医薬品が販売されているすべての国における実践的な医薬品安全性監視の継続的実施が必要であり，WHOの世界規模の医薬品安全性監視のプログラムは150カ国以上を包含している。CIOMSやICHのようなそれ以外の国際的な団体は医薬品安全性監視のガイダンス作成に重要な貢献を果たしてきており，国際的な話し合いの場を継続して提供している。ISoP，ISPE，DIAという3つの国際的な専門家団体も全世界的なコミュニケーション，研究に関する話し合い，協力のための機会をそのメンバーに提供している。

7

副作用（ADR）の臨床的特徴

――Clinical Aspects of Adverse Drug Reactions

臨床診療（clinical practice）において，医薬品の処方は最も一般的な介入である。近年，多くの国で処方率が増加しており，イングランドでは，2006年から2013年の間に，調剤薬局が受け取った処方せんの枚数が年間1人あたりおよそ15から19に増加した。2013年では，イングランドだけで10億品目以上の医薬品が処方され，その年間コストは86.3億ポンドだった。これほど大量の医薬品処方による金銭的なコストは，この頻繁に行われる臨床的介入による影響の1つの側面に過ぎない。同様に重要なことは，それが患者の安全面に何をもたらすかである。“To Err is Human”（過ちは人の常）と題した米国医療学会（the American Institute of Medicine）の報告では，副作用（ADR）は，臨床上最も頻度の高い有害事象である。人口が約6,000万人の英国（UK）では，近年，副作用（ADR）の自発報告総数が増加している。2006年には合計21,419件の副作用（ADR）が英国医薬品庁（MHRA：Medicines and Healthcare products Regulatory Agency）に報告されたが，2015年に報告されたのは合計39,046件であった。日常診療において，医薬品の副作用（Side-effect）は，死亡率や罹患率の上昇をもたらし，臨床上の大きな負担につながる。

医薬品安全性監視は日常診療に始まり，副作用（ADR）の大半はそこ〈日常診療〉で起こる。すべての医薬品安全性監視活動の最も重要な目的は，臨床のあらゆる状況において患者の安全性を向上させることでなければならない。人々は，様々な環境下で医薬品を使用する。生活する地域で医薬品を使用することが最も多いが，病院や介護施設，学校，老人ホーム，刑務所などでも使用される。自ら進んで，臨床試験あるいは研究調査において健常人として，または，ある特定の疾患に対して医薬品を使用することもある。どのような臨床的状況で医薬品が使用され，〈それぞれの臨床的状況下で期待される〉ベネフィットがどれほど多いかを理解することが重要である。薬物治療が患者の予後やQOLを大きく変えることもある—例えば，心血管疾患の一次および二次予防のためのスタチンや重症ざ瘡（にきび）の治療のためのイソトレチノインなどである。しかしながら，すべての医薬品には副作用（Side-effect）があるので，これまでの章では医薬品安全性監視のプロセスと実践におけるベネフィットとリスクの評価について検討してきた。この評価が最も重要なのが臨床診療においてであり，そこでは医療従事者が患者やその介護者（caregivers）に医薬品のベネフィットと起こり得る有害性を直接伝える必要がある。

この章では，医薬品の有害事象（adverse drug events）の臨床的特徴の概要を説明し，臨床診療で遭遇する重要な副作用（ADR）の例をいくつか示す。次に，特定の患者集団について検討し，また，どのように患者の安全性が臨床の環境下において改善されうるかについて検討する。

副作用（ADR）の臨床上の負担

副作用（ADR）は，多くの臨床的な状況において疾病と死亡の重要な原因であり，世界中で公衆衛生が貢献すべき主要な課題であり続けている。2004年に発表されたイギリスの研究によれば，入院の6.5%は副作用（ADR）が直接の原因であり，国民保健サービス（National Health Service）が負った年間コストは4億6,600万ポンドと推定されている。25の観察研究（合計10万人以上の対象患者）を検討としたシステマティックレビューでは，入院の約5%が医薬品の有害事象に関連していたと報告されている。したがって，病院システムに対する副作用（ADR）の負担とそれに関連するコストは重要である。

地域の患者における副作用（ADR）の割合（prevalence）につい

てのデータを見出すのは〈入院患者に比べて〉より難しい。米国ボストンの4つのプライマリケアを受診した1,200人以上を含む前向きコホート研究では，調査に回答した約4分の1の患者が医薬品の有害事象を経験しており，特定されたすべてのイベントの約13％が重篤と分類された。一般診療における患者（と医療従事者あるいは医療システム）への副作用（ADR）の影響は，広範囲に及ぶ可能性がある。副作用（ADR）に直接起因する死亡や疾病に加えて，間接的な臨床的効果，例えば，服薬遵守に影響を及ぼす問題があるかもしれない。医薬品に関連する臨床的に重大な有害事象（例えば，糖尿病治療のために処方されたメトホルミンによって引き起こされる胃腸障害）を経験する患者は，コンプライアンスが低いかもしれないし，その医薬品の使用を完全に中止する可能性すらある。このメトホルミンの例では，服薬遵守への影響は血糖コントロール不良と糖尿病の悪化を招き，様々な臨床的な問題を結果しうる。

副作用（ADR）は，重要な医原性（すなわち，医師によって引き起こされる）疾患の1つである。重篤な反応の多くは，よく知られており予防可能である―例えば，ワルファリンによる出血や非ステロイド性抗炎症薬（NSAIDs）による上部消化管障害などである。公衆衛生の用語を使うと，集団効果（population effect）の原因となる副作用（ADR）のほとんどは，新規に導入された薬ではなく，安全性プロファイルが「十分確立している」医薬品によっている。

人々の生活に対して副作用（ADR）がもたらす負荷は，そこで治療を受ける臨床の環境の範囲をはるかに超えることがある。測定がより困難な多数の影響が起こりうる。例えば，家族その他の介護者への依存，労働時間の喪失（とそれによる金銭的な損失），教育や訓練を受ける機会の減少，生活の質の低下などである。副作用（ADR）のリスクが高いグループの1つの高齢者では，生活の質の低下の問題が特に重要である。医薬品を処方した結果，生存年数が延びたとしても，生活の質が低く人生を楽しめないのなら，医薬品を処方することにはとんど意味はないと言えるからである。

重要な副作用とリスクの最小化

臨床診療において最も重要な副作用（ADR）は，深刻な疾病と死亡を引き起こすようなもの，つまり，生命を脅かす可能性があるものである。全身的なアナフィラキシーからいずれかの身体組織に影響を及ぼす重篤な有害事象まで，そのような副作用（ADR）の例は多い。それらをすべて説明することは本書の範囲を超えるので，重要な副作用（ADR）の例をいくつか選び，臨床診療においてこれらの重篤なイベントのリスクをどのように最小化することができるか検討する。

■ 消化管出血

消化管出血は，NSAIDs，選択的セロトニン再取り込み阻害薬（SSRIs：selective serotonin reuptake inhibitors），ワルファリンや新規経口抗凝固薬（NOACs：novel oral anticoagulants），アレンドロン酸やその他のビスホスホネート系薬剤，プレドニゾロン（米国やオセアニアではプレドニゾン）などの副腎皮質ホルモンを含む最も一般的に処方される医薬品の副作用（Side-effect）である。NSAIDsの長期使用者（例えば，関節炎，その他の炎症性疾患や慢性疼痛をもつ患者）には，年間1～4%の消化管出血のリスクがあり，英国（UK）では消化管出血が原因で年間12,000人が緊急入院し，2,200人が死亡すると推定されている。

消化管出血は，口，歯や歯肉から，下部では直腸や肛門に至るまでの消化管のあらゆる部位で発生し，比較的軽症なものから，生命を脅かす大出血まで多岐にわたる。病変がよく見られるのは胃や小腸であり，その場合，消化管出血は吐血（血液の嘔吐）として現れる。消化管出血がメレナ（黒色便）または直腸出血として現れることもある。最もリスクの高い集団には，高齢者，抗凝固薬を使用している患者，血液凝固系疾患の患者，多剤，特に消化管出血を引き起こすことが知られている医薬品を複数使用している患者が含まれる。

製薬企業は，多くの医薬品に関連する消化管出血のリスク減少を試みてきた。例えば，腸溶性NSAIDs，より選択性の高いCOX-2阻害薬，合剤（例：NSAIDとプロスタググランジンの合剤）など，新しい製品の開発に取り組み，これらのうちのいくつかは成功している。臨床診療における医薬品関連の消化管出血のリスクを最小化するその他の方法には，次のようなものがある：

- 家族歴を詳細に調査し，薬草（herbals）やアスピリンなどの市販薬を含む薬歴やアルコールの摂取を含むすべての臨床データの詳細を各患者についてレビューし，リスクが高い患者を特定する
- 高齢者など，リスクが高い患者における医薬品の使用を減らす
- 可能な限り最短の使用期間で最小量を処方する
- 最もリスクが低い医薬品，例えば，NSAIDなら消化管出血のリスクが最も低いイブプロフェンを処方する
- 胃酸分泌阻害薬の併用を考慮する
- 患者に消化管出血のリスクについて情報提供し，そういった副作用（Side-effect）が発生した場合には早期に医療機関を受診するように促す（これは死亡者を減らすために重要である）

■ 無顆粒球症やその他の造血機能障害

一部の医薬品は，免疫系の重要な構成要素である顆粒球（白血球）を含む血液細胞に有害な作用を及ぼす。（最も一般的な顆粒球である）好中球数に影響を及ぼす医薬品の1つに，治療抵抗性統合失調症に対して処方される抗精神薬のクロザピンがある。クロザピンは，他の抗精神薬が無効な患者，あるいは他の医薬品ではコントロールが困難な特定の症状を有する一部の患者に非常に有効なので，臨床上重要である。他の治療に反応しない統合失調症患者のおよそ30～60％がクロザピンに反応すると報告されている。

クロザピンは，他の選択肢が限られている一部の患者群において臨床的有効性を示す一方で，心筋炎（心臓の筋肉の炎症），消化管の運動障害（一部の患者では重度の便秘を引き起こす）や重篤な血液系への影響を含む重篤な副作用（Side-effect）と関連している。クロザピン使用患者における好中球減少症（多くの国では好中球数1.5×10^9/L以下と定義されている）の頻度は2％であり，無顆粒球症（好中球数

0.5×10^9/L以下）の頻度は0.8%である。無顆粒球症は，患者の免疫系が深刻に損なわれるので，生命を脅かす可能性があり，死に至ることもある。

このような，その医薬品に関連する死亡例の報告を伴う重篤な副作用（ADR）が特定され，そのリスクが治療のベネフィットを上回ると考えられ，市場からの永久的な撤退をした医薬品も存在する。しかしながら，クロザピンについては，臨床上の重要性が認められ，製薬企業は臨床医，研究者，規制当局と協力して，リスク最小化ソリューションを開発し，クロザピンは他の治療に抵抗性を示す統合失調症に対する治療薬として認証を維持した。いくつかの国で，クロザピンの製造業者は，患者の血液サンプルを定期的に検査して血液系の有害な作用を検出することを義務としたモニタリングシステムを開発した。

臨床診療において，クロザピンは，他の抗精神薬が無効だった場合にのみ，患者の精神科医の判断によって処方が開始されるべきである。血液検査は，クロザピン開始前に実施され（このとき，白血球数は正常値でなければならない），治療開始から最初の18週間は少なくとも週1回実施される。その後最初の1年間は2週間ごと，さらにその後の治療期間中（および治療を中止してから4週間後まで）は4週間ごとの血液検査の実施が求められる。薬剤師は，クロザピンのリスク管理プログラムにおいて重要な役割を担っており，患者に次に投与されるクロザピンを調剤する前に，血液検査が実施済みであることを確認する。処方医や薬剤師を支援する「赤，黄，緑」のアプローチが採用されている場合もあり，患者の白血球数が低すぎるとクロザピンを処方すべきでないことを示す「赤色」（の画面や文字）が表示される。地域の精神科看護師もクロザピン治療を受ける患者をサポートする上で重要な役割を果たしている。

一般的に見られる臨床上のシナリオ

上述の例では，臨床診療で発生する可能性がある重篤な副作用（ADR）をどのように効果的に管理し，生命を脅かすようなアウトカムをどのように予防するのかを要約したが，日常診療においてどのように患者を管理すればよいのかがそれほど明確ではない例は多い。**Box 7.1**に，スタチンの副作用（Side-effect）が懸念される患者の管理を含む一般的な臨床症例のシナリオを記述する。

このケースは，現実の臨床診療における副作用（ADR）の特定と管理の複雑さを示している。筋肉の痛みと記憶力の悪化はどちらも高齢患者の一般的な訴えであるし，新たに発生した症状の原因となりうる他の要因（例えば，身体活動の増加）があるかもしれない。新たに発生した症状は，副作用（ADR）ではなく，新たな疾患（例えば，リウマチ性多発筋痛や多発性筋炎）による可能性もある。身体所見聴取と血液検査は，医師が特定の疾患を除外あるいは確認するのに役立つかもしれないが，上記のケースで見られたように，特定の症状あるいは副作用（ADR）を確定するための特異的な血液検査は存在しないことが多く，検査結果は正確な診断をもたらすというよりは複数の可能性を支持するもの（equivocal）かもしれない。このケースでは，投与中止による陽性反応と再投与による陽性反応により患者の筋肉の症状の原因が最初のスタチンである可能性が高いことが示唆されたが，実際にはこのようなエビデンスを得ることは必ずしも容易ではなく，例えば，患者が不快な症状を引き起こす医薬品の投与再開を希望しない場合もある。最後に，**Box 7.1**のケースの場合，別のスタチンに変更することで，患者の筋肉の症状を抑えることができたが（理論的に筋肉痛はスタチンのクラス効果であるが，実際には同じクラスの別の医薬品を使用しても多くの患者に症状が現れない），最初のスタチンほど効果的に血中脂質はコントロールできなかった。このことは，実臨床では，妥協点を探る必要が多いことを示している。

比較的多い臨床的シナリオにはそれほど複雑でないものもある。例えば，明瞭な薬歴と臨床的な検査によって容易に確定できる薬疹が患者に出現した場合である。皮膚の副作用（ADR）は，規制当局に報告される反応のなかで最も一般的なものの1つであり，以下のようないくつかのグループに分類される：

- 紅斑性，erythmematous（赤み），斑状丘疹性，maculopapular（赤

Box 7.1　ケースヒストリー

Xさん，61歳女性。スタチン系薬剤による治療と繰り返し処方のあり方を見直すためにかかりつけ医を受診。1年前，GP（かかりつけ医）の診療所の看護師に心血管リスク評価を勧められ，評価の結果，高脂血症（血中脂質レベルの上昇）が認められ，心血管リスクスコアが高いと指摘された。食事を変えるように勧められたが，コレステロール比〈総コレステロール／HDLコレステロールの比〉は有意には変化しなかったので，スタチン系薬剤（HMG-CoA還元酵素阻害薬）による治療を開始した。

使用している医薬品を見直した際，Xさんは，GPにインターネットでスタチンによる「筋肉障害」と記憶障害について読んだことがあると話した。彼女はここ1年間で記憶が悪化したと感じており，さらに全身に鈍痛（ache）や鋭い痛み（pain）を感ずることが多くなった。Xさんは，これらの症状がスタチンによる可能性があるのではないかとGPに尋ねた。さらに話し合いをしている中で，Xさんから明らかになったのは，最近退職したこと，自宅を改装中であること，庭仕事でこれまでよりもはるかに体を動かしていることであった。彼女のGPは，彼女が薬草や市販薬を含む他の医薬品を併用していないことを確認した。

GPは，Xさんを診察したが，筋肉の圧痛や脱力のエビデンスは見つからなかった。クレアチンキナーゼ（筋破壊の酵素マーカー）と血中コレステロールを検査するために血液検査を実施した。数日後，Xさんは，検査の結果，現在のスタチンの投与量でコレステロール値がうまくコントロールされていることを聞かされた。クレアチンキナーゼはわずかに上昇していたが，横紋筋融解症（筋破壊）あるいは筋炎（筋肉の炎症）を示すほどの値ではなかった。Xさんが，それでもなお自分の症状について心配したので，2週間スタチンを中止し（投与中止，dechallenge），症状が改善するかどうかを確認し，その後同じ投与量で薬物治療を再開すること（再投与，rechallenge）が合意された。

スタチン中止後，Xさんは筋肉痛が著しく改善したことに気が付いたが，記憶力には変化がなかった。スタチンを再開すると筋肉痛が再発したので（再投与による陽性反応，positive rechallenge），GPは低用量を試みることを勧めた。Xさんは，投与量を減らしたが，依然として筋肉の症状があったので，さらに話し合った結果，GPは他のスタチンに変更した。変更後のスタチンでは問題は起こらず，筋肉の副作用（Side-effect）は起こらなかったが，血中脂質は最初のスタチンのようにうまくコントロールできなかった。Xさんは，新しいスタチンの高用量を試したくなかったので，今の用量を維持し，高脂血症をそれほど厳格にコントロールしないことに伴うリスクを受け入れることに同意した。

く，平らな部分と盛り上がった部分をもつ）または発疹性，exanthematous（しみのような赤み）

- 蕁麻疹様（urticarial）（hives，nettle rash ともよばれる）
- 血管浮腫（顔，唇，口腔および上気道の腫れ）
- 光線過敏症（日光に対する皮膚反応）
- 紫斑（皮下の bruising/bleeding）
- 固定薬疹（同一部位に繰り返す薬疹）
- 水疱性（水疱形成）症状（例：水疱性類天疱瘡あるいは表皮下水疱形成）
- 広範囲にわたる皮膚反応（例：スティーブンス・ジョンソン症候群（SJS），中毒性表皮壊死症（TEN））

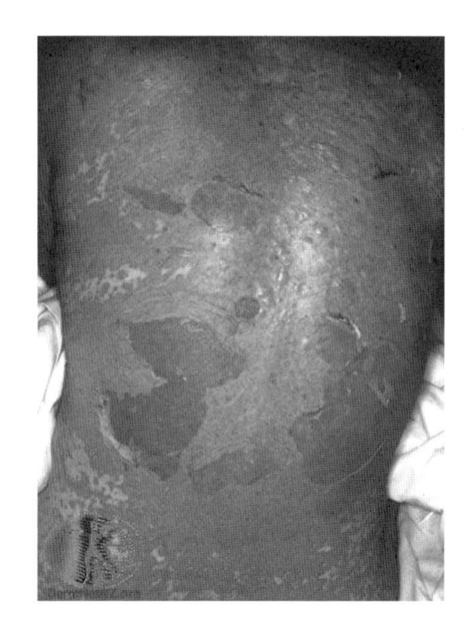

図7.1　中毒性表皮壊死症（TEN）を発症した患者の写真

ほとんどの皮膚の副作用（ADR）は重篤ではなく，医薬品の中止と対症療法で消失するが，専門医による生検が必要な場合もある。しかしながら，例えば，SJSやTEN（**図7.1**参照）のように，非常に重篤で全身に影響を与える皮膚の副作用もある。そのような反応は，生命を脅かすものであり，集中治療を必要とするが，それにもかかわらず，時に致死的である。

重要な患者集団

すべての患者がいかなる医薬品に対しても副作用（ADR）をいつ何時であれ起こす可能性がある（副作用（ADR）がすべて，治療開始日あるいは治療開始後数週間に起こるわけではない）ことを記憶にとどめておくことは重要であるが，副作用（ADR）のリスクがより高い患者もいる。例えば：

- **女性**—すべての年齢層で，女性は男性よりも多くの医薬品（避妊薬，薬草や市販薬を含む）を使用し，医薬品の代謝が異なる可能性があり，多くの副作用（ADR）を起こす。例えば，2015年の英国（UK）の副作用（ADR）の自発報告では，男性（39%）よりも女性（56%）に関するものが多かったが，一部のケースで性別は不明だった。
- **高齢者**—高齢者は若年層の患者よりもより多くの医薬品を処方され，より長期間使用し，より多くの既存疾患（肝機能や腎機能の低下を含む）を持っているので，副作用（ADR）や薬物相互作用を起こす可能性がより高い。最近の英国（UK）のデータによれば，年間の副作用（ADR）の自発報告数が最も多い年齢層は61～70歳であった（これらは，報告数の絶対数であり，副作用（ADR）の頻度ではないことに注意されたい）。
- **慢性（長期）疾患をもつ患者**—糖尿病，自己免疫疾患，てんかん，関節炎またはその他の関節症，統合失調症およびその他の慢性精神疾患，高血圧，心臓病，慢性肺疾患を有する患者が含まれる。これらの患者は，長期間投薬を受けることが多く，数種類の医薬品を使用する可能性が高く，これらの基礎疾患のために，より副作用（ADR）を起こしやすくなっている可能性もある。

- **医薬品の代謝に影響を与える遺伝的あるいはその他の感受性因子をもつ患者**—例えば，抗生物質および抗マラリア薬を含むいくつかの医薬品の代謝を変化させるグルコース-6-リン酸脱水素酵素欠損症（X染色体連鎖劣性酵素欠損症の1つで，世界中で約4億人が有する）。

上記のグループに加えて，以下のような医薬品への曝露が慎重に考慮されるべき特別な集団がある：

■ 妊婦

事実上，すべての医薬品は胎盤を通過し，その結果として胎児が曝露されるが，特に多くの妊娠は計画外であるので，臨床医や女性にとって，このリスクを考慮することは重要である。しかしながら，例えば，てんかんやその他の慢性疾患の治療のために妊娠中も医薬品を必要とする女性がいることを思い起こすことも重要である。妊娠中の薬物治療に関するベネフィット・リスクの評価は，非常に複雑な場合があるので，専門家の手による情報源を参照することを推奨する（**第10章**参照）。

■ 母乳栄養中の乳児および新生児

赤ん坊は母乳を介して医薬品に曝露されることがあり，臨床医にとって，薬草，市販薬，アルコールを含む母親の薬歴を聴取することは重要である。新生児は，代謝機能が未熟なので副作用（ADR）のリスクがより高くなる可能性がある。また，この非常に若い集団においては，特に未熟児の場合，医薬品の用量調整が極めて重要である。

■ 小児

小児科領域で使用が認められる医薬品の数は増加しつつあるが，臨床医はいまだに，「適応外で」（すなわち，製造承認の条件を超えて）

小児に医薬品を処方する必要があるかもしれない。18歳未満の患者におけるデータが不足していることは多く，新生児の場合と同様に，小さな子供には用量を調整する必要があるかもしれない。若年者は，特定の副作用（ADR）（例：アスピリンによるライ症候群）のリスクに曝される可能性もある。

臨床診療における患者の安全性向上

この章では，医薬品安全性監視を患者の安全性の中心的事項として検討を始めたが，これは，とりわけ，地域と病院の両方における臨床診療において，副作用（ADR）は安全性に関する最も一般的な事柄だからである。患者の安全性は，すべての医薬品安全性監視の実践の最終目的であり，日常診療においては，患者の安全性をさらに向上させるかもしれないいくつかのステップがある。

■ より良い処方をする

副作用（ADR）の臨床的負担を軽減するために，処方医は，処方せんを書く前に，以下の4つの重要な問いについて患者と話し合うべきである：

1) **この医薬品は本当に必要だろうか？** 例えば，体重を減らす医薬品を処方する前に，食事の改善や運動プログラムを試すなど，最初に試すべき医薬品を使わない他の選択肢があるかもしれない。
2) **この医薬品はこの患者のこの症状に対して適切か？** 例えば，抗うつ薬は，通常は悲しみを治療するための適切な医薬品ではない。
3) **この医薬品はどの程度効果がありそうか？** ほとんどの医薬品が100%有効ではなく，多くの医薬品は患者の約50%にしか有効ではないという事実は一般に患者によく理解されていない。このことは，臨床でベネフィット・リスクに関する話し合いをする上で考慮すべき重要な事項である。
4) **この医薬品はどの程度安全か？** 医薬品と関連がある最も一般的で最も重篤な副作用（ADR）は何だろうか？ 患者は高リスク群，

あるいは特別な配慮を必要とする特殊な群に属していないだろうか？　ほとんどの人は，すべての医薬品にはなんらかの副作用（Side-effect）があることは理解しているが，それらの中に生命を脅かすか致死的なものがあることを理解していない場合がある。

■ 投薬過誤を避ける

すべての臨床現場で，投薬過誤（medication error）を減らすための措置を取ることが可能である。投薬過誤とは，「患者に害を及ぼすか，患者に害を及ぼす可能性がある治療過程における過誤」と定義され，異なるタイプのエラーが含まれる。例えば，間違った医薬品の処方あるいは誤った用量での処方などである。診療計画書（protocol）において，複数の専門分野のチームの異なるメンバーの関与を求めていることもあり，そこでは例えば，処方と調剤の過程で医師，看護師，薬剤師などが互いをチェックし合う。現在，多くの国では，投薬過誤の防止が医薬品安全性監視の実践の一部となっており，〈過誤に伴う〉有害事象（adverse event）は国のシステムに報告すべき事項となっている。重要なのは，これらの有害事象が適切な臨床診療により完全に予防可能であるはずだ，という点である。

■ 利用可能な指針を利用する

多くの医薬品または疾患（例：リウマチ性疾患治療のための疾患修飾性抗リウマチ薬）に関して，臨床医が入手可能な治療指針，チェックリスト，治療／モニタリングプロトコールがある。これらは，国際レベルで，あるいは国や地域のしかるべき機関によって作成される。そのような指針を使用し遵守することにより，副作用（ADR）を減らし，長期的に薬物療法を行う患者の副作用（ADR）の早期発見によって有害作用を減らすことが可能になるかもしれない。

■ 投薬を見直す

長期間医薬品を使用している患者にとって，臨床医が，理想的には薬剤師やその患者を担当している他の医療従事者と協力して，定期的に投薬の見直しを行うことが有用である。このことは，高齢者や副作用（ADR）のリスクが高いその他の集団において特に重要である。新たな問題を起こしている高齢の患者に対して，他の医薬品を中止できるのではないかという点を考慮せずに，追加の医薬品が処方されることが，かなりよく見られる。患者とその介護者とともに定期的に投薬を見直すことにより，患者の安全性や生活の質を向上させることが大いに可能である。

■ 良好なコミュニケーションをとる

医薬品安全性監視実践に関するすべての他の領域（**第4章**参照）と同様に，患者との良好なコミュニケーションは，臨床診療において不可欠である。患者の視点を考慮した明確な説明と話し合いは，患者コンサルテーションの核心である。図，写真，表を使うことで一般の人の言葉で医薬品のリスクを説明することができる。特に，医薬品を調剤するときに患者に提供される**患者向け情報リーフレット**（*patient information leaflet*：*PIL*）のように，コンサルテーション後に患者をサポートするための多くの有用なリソースもある。ほとんどの国では，医薬品のPIL（EUでは*package leaflet*，米国では*package insert*，そのほかのいくつかの国々では*consumer information leaflet*と呼ばれる添付文書）の副作用（ADR）やその他の安全性情報が，承認された製品情報に準拠して正確に記載されているかが，規制プロセスの中で評価されている。これらの文書は患者やその介護者にも読みやすく有用である。他にも，特定の患者群あるいは特定の医薬品に関して入手可能なリーフレットやオンラインリソースが多くあるが，すべてが完全に正確というわけではなく（ほとんどのオンラインサイトは専門家によるレビューや規制の対象ではない），一部は特定の製品の販売促進であることにも注意すべきである。

■ 警戒感をもちながら診療する

臨床医が患者の臨床的な事象を，それが使用中の医薬品に関連するかもしれないという，高いレベルの警戒感をもって評価することを推奨する。医師の中には，自分が処方する医薬品に防衛的であり，（故意にではなく）これらの医薬品が患者に害を与えていることを認めたがらない者もいる。このことが原因で（おそらく，訴訟に対する恐れなどの他の理由もあるだろうが），一部の国では副作用（ADR）の報告率が低いと考えられる。このような姿勢では，長期的に見た時に，臨床診療と患者の安全性の向上は実現できない。ほとんどの国で国の機関に副作用（ADR）を報告する際の合言葉は，「**疑わしきは報告せよ**」である。その理由は，報告がなければ，新しいシグナルは特定されず，臨床診療も改善されず，患者の安全性向上という最終目的が達成されないからである。

結論

医薬品の処方は，日常の医療行為において最も一般的な介入であり，副作用（ADR）は頻繁に起こる臨床イベントであり，保健制度に大きな負担をもたらす。本章では，重要で一般的な副作用（ADR）の例を示しながら，医薬品安全性監視のいくつかの臨床的側面の描写を試みてきた。現実の生活の中で，医薬品がどのように処方され，使用され，監視されているかを理解することは，医薬品安全性監視の実践とその最終目標の患者の安全性の向上につながる。

8

倫理的ならびに社会的考察

Ethical and Societal Considerations

ここでは，医薬品の安全性をより広く，その社会的側面から考察するが，まず，主な関係者とその視点を確認するところから始める。医薬品安全性監視には重要な倫理的特徴がある―それは，医薬品は有益なものと考えられているが，一方でわれわれは医薬品によって有害な作用が，その防止のための最善の努力をしているにもかかわらず起こるだろうと認識している，という点である。かつて，医薬品の安全性に関する情報の多くは製薬企業内に留まっており，要請があった時に規制当局との間でのみ共有されていた。しかし，関連するデータを得るプロセス・その利用という両側面において，また，医薬品開発の承認前・承認後の両方の段階において，透明性を改善する措置がとられてきた。利益相反が起こりえ，それが重要であるとの認識が高まっており，適切に処理されることが必要になっている。倫理委員会では，社会の利益と個人に起こるかもしれない害のバランスをいかにとるかの議論が続いている。規制システムに対する人々の信頼が高いとは言えないことを示す事態がしばしば起こっており，規制当局と企業が親密にすぎ，患者の利益が常には優先されていないことが批判されてきた。メディアは何かおもしろいことが起こるのを待ちながら，遠くから観察している。

利害関係者と彼らの物の見方

医薬品安全性監視における最も重要な利害関係者は薬を使う患者で

ある―医薬品安全性監視という規律は，最終的には，患者のためにこそ存在する。医療従事者もまた自らが処方する医薬品の「使用者」であり，両者はおそらく医薬品に関する様々なプロセスについては同様の期待感をもっている。おおざっぱに言えば，医薬品の使用者は，医薬品が適切に試験をされ，医薬品は有効であり，重篤な有害作用が起こることは考えにくいという程度には「安全」であり，医薬品がその使用に関する適切で理解しやすい情報とともに提供されることを期待している。これらのことは本質的には，一連の規制プロセスが目標とするところではあるが，さまざまな（それなりの科学的根拠をもつことが多い）限界のゆえに，期待と現実との間にはギャップが存在する。患者は医薬品で副作用（Side-effect）が起こりうることを知っているが，おおむね一過性または可逆性で，重篤ではないものと感じている。比較的軽微な適応症に対する治療によって命にかかわる反応が起こると彼らは衝撃を受ける。処方した医師も同様であり，それは彼らが意図せずにとはいえ，医療において何よりも大切な規範―*primumu non nocere*（何よりも害をなすな）に背くことになるからである。これに対し，企業，規制当局，アカデミアのいずれかを問わず，薬の安全性の分野で仕事をするものは，これを予期せぬ驚きとしては受け取らない。患者は単に個人としてだけでなく，グループ（すなわち患者団体）としても存在しており，このような団体は特定の（通常，慢性の）疾患の個々の患者の教育や支援に重要な役割を果たしている。一般的に，患者団体の関心は安全性に対する配慮よりは治療へのアクセスに向けられており，彼らの観点では，治療の必要性とベネフィットの可能性は非常に大きなリスクをも上回っているとされることが多い。特定の治療の被害者を中心にする患者団体（例えば，英国では今も強力なサリドマイドの活動グループが存在する）も存在し，問題の正しい評価，医薬品に対する規制的な方策，被害を受けた個人への補償を求めて活動している。

ワクチンは特に敏感な問題になりやすいが，これには当然ともいえる理由がある―ワクチンは通常健常者に与えられ，また子供が対象のことも多いからである。ワクチンを可能な限り広く投与する理由の

1つは，個人というより社会にとっての有益性―すなわち集団免疫である。このために，重篤な有害作用が起こりうるのなら倫理的なジレンマが生ずる。多分このような理由からワクチンに関しては被害者に直接に（すなわち訴訟なしで）補償する試みがなされてきており，この意味でワクチンは特殊である。ほとんどの国で，副作用（ADR）の被害者に対しては訴訟の準備を始めない限り，彼らへの社会的補償は行われない。訴訟で勝つためには，個別的な因果関係が存在することの証明（**第2章**で論じたとおり，これは本質的に困難である），場合によっては，製造業者が当然実施すべき害の特定と予防措置をすべては実施していないことの証明を求められることが多い。医薬品に関する訴訟はそれ自体大きな産業になっており，法律家にとっては極めてよいビジネスであり，彼らは広告を用いて活発に被害症例を集めては集団訴訟を起こすように説得する。集団訴訟が起こると，企業はダメージを食い止めるために法廷外で決着させようとすることが多い。政府の保健担当大臣は最終的には全システムに責任を有しているが，政治家は一般に関与したがらない―彼らにとって，地雷源となるかもしれない領域に足を踏み入れることから得るものはほとんどないからである。

医薬品に関する予期せぬ大きな安全性上の問題が発生すると，メディアにとっては格好の材料となり，大きく注目をあびる。後付けの解説―間違いなくこれは予見でき避けることができた―が際限なく与えられ，企業と規制当局のいずれかまたは両方が批判にさらされることが多い。被害者個人の状況が大きく取り上げられるが，メディアと市民の興味は一般に一時的なものである。メディアは自らの役割を，情報を与え楽しませることと考えており，その手法は色々ではあるが，共通して重視するのは彼らが見たことがその顧客をひきつけるか（すなわち，何なら「新聞が売れる」か）である。医薬品の安全性上の問題は，まさしく顧客をひきつけるものであるが，問題を構成する一部の要素―例えば不確実性や判断の困難さ―は正しく扱われないか無視されることが多い。

メディアによる報道は（**第1章**のピルの恐怖におけるように）一部

の人々を必要以上に恐怖に陥れ不適切な行動に導くこともあるが，医薬品安全性監視に関与する者は，メディアの影響力が良い方向に向くこともあることを忘れてはならない。実際，メディアの問題の取り上げ方を改善していくことは医薬品監視に関与する者にとっての課題の1つである。メディアのより責任ある部署と向きあい，何が問題であるのか，また，いかにしたらメディアが問題解決に役立つのかを説明するのは有意義なことである。究極のところ，バランスがとれた報道と明快で適切なメッセージにつながるのなら，何であれやってみるに値する。

医薬品の安全性に関する不必要な恐怖を防ごうとする上で，広く認められている「恐怖の因子」を心にとどめておくことは有用である—これらは，ほとんどの人をより危険回避的な行動に向かわせるような特別なリスクがもつ特徴である。

- 自由意志から受けるのではない
- 人為的
- 不可逆的
- ほとんど理解しえない

多くの重篤な副作用（ADR）はこれらの基準すべてにあてはまり，それは国民が度を超えた恐怖感をもつに至り，ベネフィットとのバランス感覚を失いがちになることを意味する。例えば1990年代初頭にヒトインスリンの使用が低血糖の症状を認めにくくするとの懸念が生じた時に，一部の患者はインスリンの使用を完全にやめてしまった。

上に述べたすべてのグループは医薬品安全性監視の過程における利害関係者であるが，通常，法律家とメディアが問題に関与するようになるのは，すでに問題が起こった後においてだけである。ある特定の問題が起こるのを未然に防ぐこと—それこそが，医薬品安全性監視の最終的な目標である—ができるのは，企業で働く者，規制当局，研究者，非政府組織（**第6章**を見よ）と，これらの間に存在する医薬品の個々の使用者（すなわち，患者／医療従事者，**第7章**参照）である。それ以外の関係者は，システムに影響を与えたり変化を促そうと努めたりするかもしれないが，それは事後においてである。

倫理的な原則

上に述べたところから明らかだが，医薬品の安全性のシステムには，リスク対ベネフィット，個人の利益対集団の利益，革新的な技術による治療上の進歩の可能性対不確実性など，多数の緊張関係が存在する。これらは営利的また政治的な要件が形作る場において緊張関係をもつが，後者〈政治的な要件〉は多く医療経済学的なものである。倫理的なアプローチまたは倫理的な安全装置の必要性は明らかである。

ヒトにおける医薬品の安全性の研究に関しては，包括的な倫理原則の規範が存在する―1964年に世界医師会が主導して原型が作られたヘルシンキ宣言である。それ以後，宣言は何回かにわたって重要な改訂が行われ，現在のバージョン（2013）が以前のすべてのバージョンに代わる唯一公式のものである。ヘルシンキ宣言は，医師に「私の患者の健康こそが私の第一義的な関心事である」ことを求めた世界医師会ジュネーブ宣言〈1948年に採択〉と「医師は診療において患者にとっての最善を尽くす」ことを宣言した医の国際倫理綱領〈訳注：1949年に採択〉に基づいている。

ヘルシンキ宣言に現在含まれている37項目のうち，安全性に関して最も重要なのは以下のとおりである。

- 医学研究の主な目的は新しい知識を得ることであるが，この目標は個々の被験者の権利および利益に優先することがあってはならない。
- 人間を対象とするすべての医学研究は，研究の対象となる個人とグループに対する予想し得るリスクおよび負担と被験者およびその研究によって影響を受けるその他の個人またはグループに対する予見可能な利益とを比較して，慎重な評価を先行させなければならない。
- リスクを最小化させるための措置が講じられなければならない。リスクは研究者によって継続的に監視，評価，文書化されるべきである。

- 人間を対象とする医学研究は，その目的の重要性が被験者のリスクおよび負担を上まわる場合に限り行うことができる。

これらは1つの根本となるテーマをもっている。すなわち，**個人の患者の安全性が最重要であるというものである。**しかし，ヘルシンキ宣言はもう1つの重要なテーマをもち，それは医学研究の実施にあたって，期待される公共の利益（社会にもたらす将来の利益）と個人に対する害のリスクのバランスを考慮することである。医薬品安全性監視においては，集団レベルにおけるリスク・ベネフィットの得失評価では，害を受ける者がいることを通常受容している。すなわち，集団において害よりもより価値のあることを期待しての判断が行われる時，本質的に，何らかの害を防止することはできないということが熟知されている。

インフォームド・コンセント

実験的な研究が行われるときには（すなわち，ランダム化など通常の診療では行われない介入が行われるとき），インフォームド・コンセントは必須とされる。この点についてヘルシンキ宣言は「医学研究の被験者としてインフォームド・コンセントを与える能力がある個人の参加は自発的でなければならない。家族または地域社会のリーダーに助言を求めることが適切な場合もあるが，インフォームド・コンセントを与える能力がある個人を本人の自主的な承諾なしに研究に参加させてはならない。」と述べている。ある個人が，研究に参加することへのインフォームド・コンセントを与えることができない時，例えば，年齢が低すぎる，コンセントを与える能力が損なわれるような疾患に罹っている，またはすでに死亡している時には，問題はより複雑になる。これらの状況が想定される研究の計画書は通常，倫理委員会での検討の対象となり，その助言が求められる。非実験的な研究（すなわち観察研究）では，個人のコンセントは通常必要とされず，大規模なデータ連結による研究のように実施可能でないこともしばしばである。しかし，今日，個人の権利の重要性が増しつつあり，観察研究に関しても，多くの倫理委員会が研究者に対し，なぜインフォームド・コンセントを得るべきではないかを正当化することを求めている。実施可能性や方法論的問題（例えば，コンセントを求めることによって，コンセントを与えることに同意した人が同意を拒否したと異なるために，バイアスを生ずる）の他，これらの問題に優先する倫理に関する問いが存在する。すなわち，公共の社会的な価値が個人の意見に優先するのか？　もし，そうならどのような時においてか？という問いである。この問題は例えば，副作用（ADR）の報告や疫学研究において患者のコンセントは必要かという問題にも関連する。今日までに，副作用（ADR）の報告は公共の価値であると同時に診療における望ましい行為なので（したがって，厳密には「研究」ではない―ただし，後に匿名化された集団のデータを使って研究が実施されることはありうる―），個人からのコンセントは不要であるとの合意が形作られてきた。しかし，多くの医療専門家は，診療の場において，副作用（ADR）の報告を提出するつもりであると患者に知らせることが多く，その場合，個々の患者はそれを望まない場合には，報告を差し控える権利を有する。

プライバシーと機密保持

患者のプライバシーの権利は重要であり，患者個人のデータは安全に保管され，敬意をもって取り扱われなければならない。研究計画書では，研究期間を通して個人のデータの秘密を守り，機密扱いにするための方策を明確に記載する必要があり，これらの原則は市販後の医薬品安全性監視における実践にも当てはまる。研究目的で使う個人データは匿名化することが必要とされることが多く，結果を当局と共有，あるいは公表する時には個人が特定できないようにするべきである。ヘルシンキ宣言にはプライバシーと機密保持に関する一般的記述はあるが，国によって法制が相当異なることは留意すべきであり，国際的な薬剤疫学研究を実施する時にはこの点への考慮が必要である。

製薬産業に関連する倫理上の問題

ほかにも企業で働く者が直面する安全性に関する倫理的な問題が存在する。例えば：

- 医薬品の安全性と販売促進に何らかの関連がありうることを踏まえた医薬品の販売促進に関する倫理
- データの国民への公開（例えば，好ましくないデータや専門家の意見を抑制したいという誘惑に関する問題）
- 特に発展途上の国々では，価格と購買可能性のゆえに安全性の低い医薬品が使用されるかもしれないという問題
- 効果または安全性に関する好ましくない結果の公表の管理

安全性に関する倫理的な予防策

患者の安全性を守るための予防策は大きく以下の4つのレベルで考慮されるべきである。

■ 法制，自発的な規範，ガイドライン

上述の問題の多くは，各国の医薬品に関する法制の枠組みやヘルシンキ宣言やICHのガイダンスのような国際的な規範体系（**第6章**参照），国，地域レベルの倫理ガイドラインの中で扱われている。製薬産業は，（宣伝行為などに関連して）自発的な規範も持っているが，医療専門家も同様であり，専門家団体は倫理的な実践に関して規範やガイドラインを作成してきた。

■ 倫理委員会／レビュー委員会

倫理委員会は国レベルでまたは地域レベルで活動しており，その役割は特定の研究計画の倫理的側面を検討することである。委員会のメンバーは通常（医学的または科学的な）専門家と一般を代表する者の

両方から構成され，多くの国で，透明性を高めるために会合は公開されている。倫理委員会の重要な任務は研究計画書のレビューと，一度研究が開始された後に必要となった何らかの修正点のレビューにより，研究参加者を守ることである。

倫理員会に提起される研究計画の多くで，承認前の臨床試験または市販されている医薬品の研究などにおける医薬品の安全性の評価が含まれる。そのような研究におけるいくつかの重要な倫理的問題には以下のようなものがある：

- 研究参加者に対するベネフィットが（特にヒト初回投与試験またはその他の新しい適応に関する試験では）存在しないかも知れず，この点は臨床診療におけるベネフィット・リスク評価との重要な相違点である。
- 研究において投与される医薬品のリスクは明確に示され，説明される必要があり，その中には副作用（ADR）の頻度や参加者に起こりうるアウトカムが含まれる。
- 特別な，または害を受けやすい集団（例えば，妊婦，小児，高齢者）のいかなるリスクも明確に示され，説明される必要がある。
- インフォームド・コンセントを与えることができない参加者（例えば意識のない患者，認知障害をもつ患者）に関する問題。
- 研究者は研究参加者に対するリスクを最小限に留めるために何をするのかの概略を示す必要がある。
- 参加者は起こるかもしれないリスクについて，日常言語で明確に書かれた説明文書により説明を受けなければならない。

■ データモニタリング委員会

この委員会は介入的な研究において設置しなければならず，研究が進行してから初めて明らかになるような安全性上の問題から被験者を保護することを目的とする。研究とそれに含まれるリスクの内容に依存するが，データモニタリング委員会は非公式で“local”の〈研究責任者の所属する施設の，当該研究には直接関与しない（原著者への問い合わせ）〉グループとして，または正式な外部委員会として組織される。これらのグループは研究のスポンサーおよび試験においてその日々の運営に関与する者から独立に運営されなければならない。データモニタリング委員会は，安全性のデータを，それが発生する過程において継続的に観察し，もしも一方の治療群の患者の重篤な有害作用のリスクが他の治療群においてよりも大きいことが明確になった場合に，安全性の観点から試験が中止されるべきであるとの勧告を行うことができる。

■ 公表

医学研究の多く（しかし，すべてではない）が科学的な文献に公表される。ほとんどの国際的な雑誌の公表までの過程にはピア・レビューが含まれ，それによって，研究実施におけるもう1つの倫理的予防手段がもたらされる。しかし，公表は選択的に起こり（したがってバイアスをもつ），以下に依存する：

1) **結果が何を示しているか**—ポジティブな研究は明確な効果が見られなかったなんらかの研究よりも公表されやすい（一般的には公表バイアスと言われている。）
2) **研究者や編集者の選択**—その他のメディアと同様に，何が現在問題になっており，読者に興味があるかによって公表が決定される。研究結果が公表されないこと（あるいは遅れて公表されること）がある，という問題のほかに，不正の問題もある。公表に関連する不正には多くのタイプがあるが，最も深刻なのが盗用，不正直(fraud)，捏造である。これまでに，世界的な規模で活動する公表の倫理に関する委員会を設置するなどを通じてこれらの問題を扱う方策がとられてきた。委員会は知的な公正さを推奨し，不正を防止・対処し，研究論文を撤回すべき時に助言を与える。

透明性

過去においては，当局の規制下で実施される企業活動が関与する他の多くのプロセスと同様，医薬品の安全性は本質的に不透明なものであった。医薬品の使用者は，安全性のために正しい意図の下に最善が見えないところで尽くされていることを，疑わずに受け容れることが期待されていた。営利上の機密性も製薬企業において透明性が欠如していた理由であった。1990年代に，医薬品の安全性に関して，より透明性を高めようとする動きが力を得たのは，社会全体に広がった，何が現在起こっているかをより知りたいという欲求の1つの現れであり，特にこの分野に特別な動きというわけではない。政府もまた，プロセスを公開することに利点を見出したが，これはシステムへの国民の信任が得られ，政府の決定や助言に対する信頼感が増すと考えられたからである。電子的なコミュニケーションの発展がこの手法上の変化を促進した。情報の自由化という一般的公共政策が，商業的な利益保護に優先されることになったが，長い間，この商業的な利益保護が秘密主義を正当化する主な理由になると考えられていた。現在受け容れられつつあるのは，医薬品の安全性に関する情報が競争のための商業的な価値を実際にもつことは稀であるという見解である。

以下は今日自由に利用可能な安全性データの主要なタイプのリストである。

- 公表された科学的な文献
- 特定の問題に対する警告（例：企業からまたは規制当局からの警告）。
- 薬の安全性に関する報告書（例：規制当局から，またはその他の専門家団体からの報告書）
- 報道発表
- 公開医薬品審査報告書（例：規制当局からの報告書）
- 検索可能な副作用（ADR）データベース
- 臨床試験の研究計画書とデータ

上記は年代順に並べられており，50年前には科学的な文献に公表された情報のみが利用可能だったが，その他のものがその後色々の時点で導入されてきた。臨床試験の登録が要請されるようになったのは驚くほど最近（2000年代初頭）のことである。さらに歩を進めるべき領域（例えば，これまでリスク管理計画について一般に公表されているのはその概要のみであるなど）がまだあるが，ほとんどの国で，規制に関する議論はいまだに密室内で行われている。重要なのは情報公開のタイミングであり，推奨されるべきことが十分検討されていない未熟な段階での情報公開は益よりも害につながるとの懸念は理にかなっている。複雑な情報が誤解される懸念もあり，よりよく理解してもらうという目標のために，受け取る側の必要性に応じて情報伝達の方法を改善することも必要である。

判断や決定の基礎となるような情報のほかに，プロセスの透明性も必要である。この点で国民が知っておくべきことは以下のとおりである：

- 誰がその結論に達したか？
- 何が決定の基礎となっているのか？
- 決定には異論があったのか？
- なぜそれとは異なる行動が選択されなかったのか？

利益相反（Conflict of interest）

われわれは誰でも利益の相反をもちうるとの理解の下に，それらに対処しようとの試みが見られるようになったのは，驚くほど最近になってからのことである。この領域の主要な雑誌がそのような利益相反の申告に関して明確なポリシーを導入したのは21世紀初頭においてのことであった。医薬品の安全性は現在この点に関して非常に敏感な分野である。それは重篤な有害性のリスクは難しい判断を要する問題であり，判断によって関連する企業の収益を左右する結果がもたらされるからである。国民は判断をする者がそのようなことへの配慮に影響されていないことを確信できることが必要と考えるが，この領域のアカデミアの専門家は広く企業に関連しており，また資金提供を受けていることも多い。利益相反を扱う上では，透明性と国民の信頼が得られるか，という点が重要である。

金銭上の利益相反が開示され，重要な利益相反をもつ者が関連する決定に影響を与えないようにするべきであるという点については，一般に意見が一致している。医薬品安全性監視の仕事を行うすべての組織にはどのように利益相反が扱われるかに関する方針が存在するべきである。規制当局が作成した金銭上の利益相反の分類は有用であり，以下の点を考慮するものである：

- 個人的（コンサルタント料や株式）か
- 非個人的（例えば大学の講座への資金提供）か，および
- 特異的（その薬／問題に関して）か
- 非特異的（例えば同じ会社の異なる薬への関与）か

このシステムにより4つのカテゴリができるが，個人的かつ特異的であれば最高度の利益相反とされる。このカテゴリにある場合，その専門家は規制当局に助言する立場から排除されることになるだろう。逆に，非個人的かつ非特異的であれば最低レベルの利益相反とされ，求められるのは通常，そのような利益相反をもつことの申告だけである。このような分類システムが必要なのは，何らかの利益相反をもっている専門家をすべて単純に除外すると，規制当局やその他の機関が必要な専門的意見が事実上得られなくなってしまうかもしれないからである。

その他の競合的な利害（例えば非金銭的なもの）も発生する可能性があるが，それらを扱うためのシステムは十分できあがっていない。競合する製品／会社への関与，（家族や仕事を介しての）個人的な関係による間接的な利益相反，もはや消滅したと考えられる過去の利益相反などがそのような，どちらとも言えない領域に属する。

結論

この章では広く，医薬品安全性監視にインパクトをもつ倫理的・社会的に検討すべき事項を概説した。関連する主な関係者の視点を検討し，医薬品の安全性に関する問題が発生した時に，彼らがどのようなインパクトを与えるかを，社会的な行動という観点において考察した。全般的な倫理の原則とガイダンスに関するヘルシンキ宣言の該当

箇所の引用に示されているとおり，個人の保護と公共の利益のバランスが求められる。医薬品の調査研究には特殊な事柄があり，倫理委員会は参加者を害から守る上で重要な役割を果たしている。また，システムへの信頼感を支えるために必要であると一般に認められているのは，個人のプライバシーを守りながら医薬品の安全性に関する情報とプロセスの透明性を保つことである。

9

今後の方向性

Future Directions

現時点の限界

最近の数十年の間に多くの新しい医薬品が市販されたが，このことによって，副作用（ADR）の負荷が全体として減ったことを示すエビデンスは存在しない。臨床開発のプロセスを徹底させたにもかかわらず，予期せぬ，また，ときには説明のつかない副作用（ADR）がプロセスのかなり後期になって認められることもある。さらに，なぜ特定の個人には副作用（ADR）が起こるのに他の人は起こらないのかの理由が理解できないこともしばしばある。このように，副作用（ADR）は世界中で疾病や死亡率の重要な原因であり続けている（**第7章**参照）。この害の多くは予防可能であったと考えられるもので，副作用（ADR）を防ぎ得ていないわれわれの無力さの一部は，既存のシステムの限界を反映している。

医薬品安全性監視の将来について考えるとき，この領域における現在最も重要な限界について考えることが有用な出発点となる。今後，そのうちの少なくともいくつかを克服する進歩が望まれるが，課題も多い。これらの限界の特徴は，大きく以下の3つにまとめることができる。

1 新たな副作用（ADR）を検出し，因果関係のないものから区別すること

既存のシステムは新たな副作用（ADR）の検出に関して多くの限

界がある。例えば，過小報告は重要な課題であり続け，自発報告制度は副作用（ADR）の疑いを報告する報告者に依存するという点で受動的システムのままである。より積極的に副作用（ADR）を検出し，その発生を測定する方法は利用可能であるが（例えば，処方イベントモニタリング；**第3章**参照），そのような方法の利用は十分とはいえず，リアルタイムモニタリングが用いられているのは特定の領域に限られる（例えば，ワクチン）。

第2章で述べたように，報告あるいは観察した関連が因果関係を示すかどうかを決める際には，判断が求められる。そのような判断はしばしば利用可能なデータの限界によって妨げられる。例えば，自発報告に関して提供された臨床情報は因果関係を評価する上で十分ではないかもしれない。因果関係があること自体には問題ないように見える場合でも，（特に市販後の使用における）副作用（ADR）の頻度がどの程度か，リスクが高いのはどのような人か，利用可能なデータを一般集団でもあてはまるとしてよいかなどについては，経験に基づいた推測を行う必要がある。例えば，それ以外の情報をよりうまく使って，副作用（ADR）の検出とその頻度の測定につなげ，より詳細な情報を得て，その医薬品と直接の因果関係があるかどうかの判断の根拠とすることができる。

2 安全性に関する知識の拡大

医薬品リスク管理計画の進展は，安全性に関する知識を拡大するためのメカニズムを提供してきた（すなわち，有害作用が未知のままの状態には置かれてはいないという点に関するより大きな信頼感を得ることにつながった）。しかし，この方法は，正式な承認後の研究（PASS）を行うスポンサーの製薬企業やそれ以外の組織にかなり依存し，これまで十分には活用されてこなかった。また，集団も含まれる異なるグループにおいて，ベースラインのリスクをより注意深く推定することも必要である。

3 既知の副作用（ADR）の予防と管理

いったん副作用（ADR）が認識され，さらに十分に理解されたとしてさえも，われわれがもつそれを防止する能力は，不完全なものに留まっており，それには大きく以下の2つの理由を挙げることができる。

1） 100％効果のある予防方法はほとんどない（例えば，肝毒性の可能性のある医薬品を使用している患者の肝機能検査のモニタリングは一部のケースの予防にしかつながらないかもしれない）。
2） 予防のために利用可能な対策のほとんどは勧告であり，臨床医と患者のいずれかまたは両方はその勧告に完全には従わない。

要するに，副作用（ADR）の予測，理解，測定が困難であることが予防の妨げとなっているが，たとえこのような限界を克服することができたとしても，既知のリスクを最小化するメカニズムをさらに改良することは必要である（例えば，より良いコミュニケーションを通じて）。

困難への挑戦

■ 医薬品安全性監視に関するデータ収集の改善

何かを改善するための論理的なアプローチは特に弱点になっていると考えられる分野に的を絞ることである。例えば，最も毒性のあるクラスの医薬品の1つ，抗がん剤では副作用（ADR）報告がきわめて少ないことは注目に値する。この理由（おそらく，がん専門医は，これらの医薬品の副作用（Side-effect）はよく知られているので，規制当局に副作用（ADR）の報告をする必要はないと感じている。）を理解することは，われわれが過小報告される領域に的を絞り改善することの助けになる。1990年代に，当時，新規の抗HIV薬の研究は非常に困難であったが，これは機密保持に関する懸念と原疾患の性質におそらく関連していた。英国では，特別の報告スキームが作られ，報告者の懸念を軽減し，このクラスの安全性についての重要な情報を得ることができた。

副作用（ADR）の検出と，特に，過小報告の問題に関しては，そのような弱点は処方において電子的なシステムを使用することで克服可能かもしれない。また，電話の報告アプリの使用は，収集する副作用（ADR）の疑いの報告数の増加に繋がる可能性がある。ソーシャルメディアの使用が，副作用（ADR）検出のためのもう1つのデータソースとなる可能性はあるが，この方法にはいくつかの解決すべき課題もある。例えば，データが実際に発生した副作用（ADR）に関するものであって，他の人（例えば有名人）に起きた副作用（ADR）に関する議論や，ほかの報告の繰り返しではないことの確認は困難な問題かもしれない。ソーシャルメディアは将来，問題の早期発見には有用かもしれないが，このタイプの報告にはさらなる調査が必要な多くの特徴がある。

病院のシステムからの副作用（ADR）の報告率は，多くの国でプライマリケアからよりも低く，そのデータの収集には改善の余地がある。先進国では，新たな副作用（ADR）を検出する方法として，電子的なカルテ情報のスキャンを用いることにより，自発報告の必要性を取り除けるかもしれないとの期待があった。しかし，これは実際上困難であることがわかっており，そもそも，国営医療制度下で個別の患者の記録を完全に電子化すること自体に克服すべき課題は多い。この分野での改善が希望されているが，米国におけるセンチネルのように，大規模な電子システムで速やかにシグナルを検証することができるようになるほどに改善されるには，時間を要する可能性が高い。仮にわれわれが今後，提出される副作用（ADR）の報告数の増加に成功しても，報告の処理と副作用（ADR）を原因ではないイベントから効率的に区別する方法の改善が必要となるだろう。

最も顕著な欠陥分野の1つは小児に関してであり，小児は最近まで医薬品の開発プログラムからおおむね除外されてきており，しばしば市販に際しての承認事項の範囲外で治療しなければならなかった（適応外「off-label」処方として知られている）。2007年以降，これは（医薬品安全性監視を重要な要素とする）**小児調査計画**（*paediatric in-*

vestigation plans）のためEUの規制要件と，英国では，また，若い患者に対する推奨事項を含む小児用の*British National Formulary*の出版を通じて部分的にせよ，検討されるに至った。今や，小児の使用が承認されたより多くの医薬品があり，小児における副作用（ADR）報告数も増加したが，いまだに改善の余地がある。

医薬品安全性監視のデータが不足しているもう1つ分野は，妊娠や授乳中の女性に関するものである。この特定の集団も，臨床試験から除外されてきており，製品情報では，あまりにしばしば「利用可能なデータはない」との記載が与えられている。しかし，妊娠と授乳中の医薬品に関するこの分野のガイダンスを改善するために，欧州GVPモジュールの発展を含むいくつかの対策がとられている（**第5章**参照）。さらに，ヘルスケアデータベース（特に英国のCPRDやデンマークの全国民のレジストリ）を用いた，母親と赤ちゃんの記録をリンクして行う，妊娠中に使用された医薬品のアウトカムの調査が増えている。しかし，出生前の胎児に関する医薬品の影響（例えば，発育上の問題）はデータベースを用いることでは見出すことができないものもあるかもしれないし，また，特別の長期間の研究が必要になるかもしれない。

■ 生物学的医薬品の安全性に関するモニタリング

分子生物学や遺伝学の発展は，1980年代後半から1990年代前半以降，指数関数的に飛躍し，いまや市販される新しい化合物の多くはこれらの新しい技術を用いて開発された「生物学的」製剤である。主な例には，特定の成長因子を阻害するもの（例えば黄斑変性症に対する血管内皮増殖因子阻害剤）や，自己免疫疾患やがん治療に対する免疫調整剤が含まれる。生物学的製剤，例えばエリスロポエチンやインターフェロンは（ワクチンのように）「バッチ」固有の問題が起こりやすく，製造工程における軽微な変更が重大な臨床的な有害作用に繋がる。近年では，バイオ後続品「biosimilar」の多くが開発され，承認されているが，ジェネリック医薬品と同様に扱うことはできず，承認後の安全性に関する研究が医薬品リスク管理計画の一部として必要である。

これらの発展の結果は多くの患者にとっては臨床上の進歩であるが，安全性のモニタリングにおける新たな課題も生み出す。曝露された集団に関する情報を集めるレジストリの使用は，これらの特定の医薬品を研究する上でも有用な医薬品安全性監視のツールかもしれないが，データへのアクセスや比較研究の実施方法のさらなる改善も必要である。

■ 薬理遺伝学と「個別化医療」

薬理遺伝学の領域は，遺伝マーカーによって多くの医薬品の安全性の予測ができ，医薬品の実際上の使用に密接に関連し得るとの前提に基づいて成立している。これまで，薬理遺伝学の研究の多くは肝臓における医薬品の代謝の遺伝子多型と薬剤過敏性の表現型を特定することに焦点があてられていた。一例はアバカビルの過敏性に関する研究で，これにはHLA-B5701と関連していることがわかった。検査はロンドンのHIVのクリニックに導入され，アバカビルの過敏性は8%から2%に低下した。もう1つの例は，カルバマゼピンによる皮膚反応であり，アジアの患者により多く見られるHLA-B1502と関連していることが見出された。香港では，カルバマゼピンの処方前に検査の実施が勧められたが，検査の実施を，この医薬品の処方に対する障壁ととらえ，それ以外の医薬品を処方し始めた医師もいる。この事例は，薬理遺伝学研究がどのように副作用（ADR）のリスクをもつ患者の特定を可能とするかを示すものであるが，同時に日常診療下において遺伝子検査の採用に伴ってどのような問題が起こったかを示すものでもある。これにはいくつかの理由が考えられ，例えば費用，検査へのアクセス，特定の医薬品を処方する前にそのような検査を実施することに伴う実務上の問題などである。

薬理遺伝学研究の最終的な目標は，将来，特定の遺伝子をもつ患者に対して，個人の薬理遺伝学的なプロファイルの記録，医薬品の使用または回避の推奨，あるいは個別化した投与計画量を通して，副作用（ADR）を予防可能なものとすることである。この個別化医療

（personalised medicine）は，将来に向けた興奮とやりがいに満ちたコンセプトである。進歩は予想よりも遅いとの指摘もあるが，2015年の*British Medical Journal*のエディトリアルは薬理遺伝学がもつ可能性のいくつかが現実のものになり始めていることを示唆している。

■ 医薬品安全性監視の実践における科学的な方法の発展

本書では，科学的な方法をどのように医薬品の安全性の研究に適用するかに関して論じてきた。重要な方法論上の発展には，シグナル検出，処方－イベントモニタリング，それ以外の薬剤疫学研究で用いられた方法が含まれる（**第3章**参照）。医薬品安全性監視と薬剤疫学研究の中心となるべきは頑健な科学的方法である―これは世界中の多くの異なる状況で可能であるが，そのためには科学的方法への絶え間のない注視と評価が必要である。将来，そこで実施される臨床研究では，主要なエンドポイントとして患者の安全性により多くの焦点を当てるべきである。このことによって，ベネフィット・リスク評価のための貴重なデータが生み出されるだろう。科学的な雑誌における研究論文の公表にあたっては，そのプロセスで査読がいまや欠くことのできないものとなっており，利益相反について報告することと，倫理的承認を得ているかどうかを記述することも，ほとんど世界的に共通の要件になっている（**第8章**参照）。

大規模なデータセット，国際的な臓器組織のバンク（特に，稀な疾患や副作用（ADR）に関する遺伝的研究のため），データと経験の共有と蓄積を含む国際的な協同研究には多くの可能性がある。そのような研究では最終的に，適切な環境，例えば，カンファレンスや国際会議において，結果の科学的な解析，議論，コミュニケーションを継続して行うことが必要である。

■ 医薬品安全性監視のプロセスに関する科学的なモデル

Waller と Evans は，医薬品安全性監視の全体のプロセスについて，2003年にこの領域が最良の結果をもたらすことに資する科学的モデルを提唱した（**図9.1**）。このモデルは医薬品安全性監視が将来どの

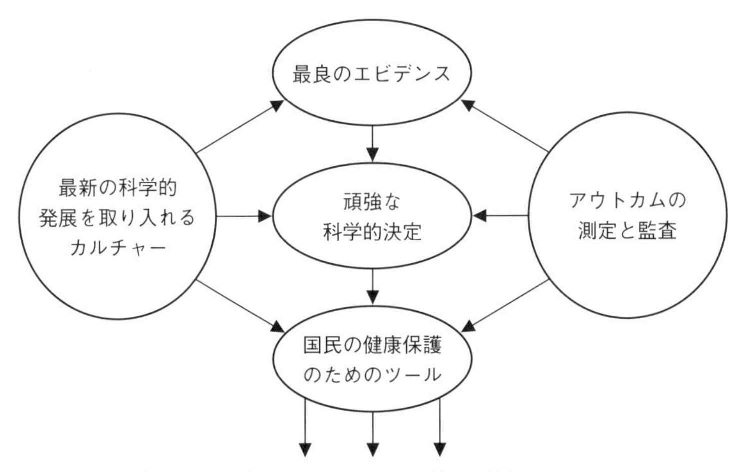

図9.1　最良の結果を生み出す医薬品安全性監視のためのモデル

ように行われ得るかに関する長期的展望を示しており，以下のキーコンセプトによって支えられる。

- 医薬品安全性監視において，有害作用（harm）を見つけることばかりに的を絞るのではなく，安全性に関する知識を拡充することをより重視するべきである。
- 明確に出発点を設定すること，すなわち医薬品の承認時に何が既知であるか，また，承認後の安全性についてどのような知識拡充を図るべきかを特定すること（specification）が必要である。
- 複雑なリスク・ベネフィットの判断は，正統な判断解析によって扱うことが可能であり，その利用によって改善される可能性が高い。
- 安全性情報の提供のためのより柔軟に重要なメッセージを伝えることを可能にする新たなアプローチが必要であり，それは，複数のレベルからなる情報から使用者が自分の必要とするレベルの情報にアクセスできるような仕組みである。
- 医薬品のより安全な使用を促進するためには，医療従事者の行動様式を変えることが必要であるが，これにつながる可能性が最も高いのは，意志決定を柔軟にサポートすることである。

- プロセスの成功あるいは失敗を指し示すアウトカムの測定方法を確立する必要がある。
- 医薬品安全性監視の過程やアウトカムに関する系統的な監査を，広く意見の一致がみられている基準に基づいてその体制を構築し，実施すべきである。
- 医薬品安全性監視は最新の科学的発展を取り入れるカルチャーの中で実施されるべきである。これには様々な分野の適正なバランス，強力な学術的基盤，適切な訓練，科学的な方策に用途を特定したリソースが必要である。

上記のモデルの発表以後，これらの方向に向けて進展があった。例えば，安全性検討事項を含むリスク管理計画の進展（**第5章**参照），リスク・ベネフィットの目的での決定分析の使用，アウトカムの測定に関する研究の進展があった。また，次に述べるように，この領域における教育の著しい発展があった。

教育

いずれの領域においても現在も今後も解決すべき課題になるのは，新人への専門家としての教育とすでにその分野で働いている人が持続的に成長していくための教育である。数年前までは，医薬品安全性監視の領域で働く人にとって一般的なモデルは実地研修であったが（つまり，仕事をしながら学ぶ），最近，国の規制当局あるいは組織，WHO Uppsala Monitoring Centre（WHO-UMC）や国際医薬品安全性監視学会（ISoP）（**第6章・第10章**参照）を含む国際的な専門組織によって行われる教育訓練コースなど，いくつかの進展が見られている。いくつかの大学では，医薬品安全性監視は健康科学の学部カリキュラムの中で教えられており，十分な根拠から，今後そのような教育の機会が増えると予想される。

いくつかの国では医薬品安全性監視や薬剤疫学に関する大学院の

コースや学位がある（**第10章**参照），また，今やオンライン学習が確立している。さらなる方策として，WHOとISoPが共同で，医薬品安全性監視のカリキュラムを作り，標準的な教育の方法として提案している。どのような専門領域であれ，その将来は，次の世代にそれを教育する能力があるかに依存すると言うことができ，教育の必要性は医薬品安全性監視に携わる人にとっても常に重要事項である。

公衆衛生と政策

医薬品安全性監視は公衆衛生にとって重要な構成要素の1つとして認識されており，副作用（ADR）は世界中の患者と制度にとって重要な臨床的な負荷を生み出している（**第7章**参照）。行政上の公衆衛生に関する制度では，いくつかの分野が医薬品の安全性に関連するが，医薬品の品質や効果，安全性を規制する機関や部門が最も重要である（**第5章・第6章**参照）。ここでは，われわれは主たる公衆衛生分野における最近見られた発展や将来の方向性を簡潔に述べる。

■ 規制

医薬品の規制は承認前のほうが承認後よりずっと厳しいのが伝統であった。これは無理からぬことで，ある程度は適切であるといえるが，承認後の規制をより強化する必要性がますます認識されるようになった。欧州では，2012年に規制に関する法制が作られ，重要な変化が起こり，市販後の医薬品安全性監視の実践を強化する多くの方策を結果した（**第5章**参照）。これらには規制を強化するための方策（例えば，汎欧州委員会やGVPガイダンスの文書），効率性の向上と産業との共同作業の増加（例えば，副作用（ADR）報告やPSUR，RMPの明確化とプロセスの合理化），規制システムにおける透明性の増加が含まれる。規制当局が直面し続けている特に難しい課題は，限られた情報しか持たない早い段階で承認された医薬品（例えば，がんに対する新規の治療やオーファンドラッグ）の安全性に関するシステムをいかに改善するかである。

世界中の規制当局の医薬品安全性監視の実際のあり方には，国際的にバラツキが見られるが，今や多くの国で，その他の国際的な組織のガイダンスや自国のガイダンスに加えて欧州のガイダンスを用いている（**第6章**参照）。本書執筆当時（2016年の中頃），英国はEUから離脱する予定であるが，われわれは医薬品の規制が，EU加盟国とEU以外の国の両方を含む多くの国による協同的なプロセスによって継続されることを期待する。将来の規制において，全世界的な協力関係が必要であることは一般に同意されており，いくつかの現在進行している国際的な取り組みが**第6章**に述べられている。

■ 公衆衛生のそれ以外の分野

医薬品安全性監視は公衆衛生のいくつかの分野，例えば，精神医療政策，女性の健康（家族計画を含む），病院の管理，医薬品の財源と医療経済学においても役割を果たしている。将来，人口構造の変化（すなわち，高齢者人口の増加）などのために，医薬品の使用は増加する可能性があり，これらすべての分野で医薬品安全性監視の重要性は増していく可能性が高い。数年前，WHOは医薬品の使用の機会の増加はそれらの安全性を監視する適切な仕組みを伴わなければならないと述べた。これは今でも正しく，政府の公衆衛生に関する政策はこれらの要求に応える必要がある。状況は国ごとに異なるが，以下に一般的な将来の方策に関するいくつかの示唆を与えたい。

- 医薬品の安全性は，国民の健康と医療制度に与える負荷の大きさを考慮して，公衆衛生に関する計画の中でも重要なものとして位置づけられるべきである。
- より多くの行政的サポートを医薬品安全性監視，特に副作用（ADR）のモニタリングや研究，に向ける必要がある。
- 医薬品安全性監視の実践のための単位（縦割り型の「サイロ」）（すなわち，規制当局，産業，科学と研究，患者団体，医療専門職）を隔てる壁を減らし，関連するセクター（例えば，医療技術評価や医療経済学）と共同的・統合的に働くための方策を増やす。
- 現在進められている副作用（ADR）報告における患者の参画と医

薬品安全性監視のプロセスの重要な段階における非専門家の関与を奨励するべきである。
- 医薬品安全性監視の実践に関するすべての領域の透明性をさらに増すことは依然として必要である。
- コミュニケーションは公衆衛生の政策の1つの重要な構成要素であり，医薬品の安全性に関する課題に対して特定の対象者に適合した様々な方法を検討し続けなければならない。この点に関連して，過去十年にその使用が広がったソーシャルメディアについては，今後その利用の機会が期待される。

結論

この章では，医薬品安全性監視の今後の方向性を俯瞰的に概括することを試みた。安全性に関するデータ収集の改善，生物学的医薬品や薬理遺伝学，科学的な方法論の発展と応用を含むいくつかの重要な分野について考えてきた。また，医薬品安全性監視のプロセスにおいて最良の結果を生み出すと考えられるモデルを概説し，教育と教育の方法について考え，今後の公衆衛生に関する政策についていくつかの提案をした。次の最終章では，この分野に新しく参入した人が，いかにしてこのテーマをより深く理解することができるか，また願わくは今まで述べてきたような困難に立ち向かうことに貢献するようになるかを要約する。

10

医薬品安全性監視をさらに学ぶために

Learning More About Pharmacovigilance

ここまでの章では，特定の参考書への言及は含めてこなかった。それは，読者が細部にわたる事柄に気をとられ過ぎることなく，広い視点から医薬品安全性監視を学ぶことを促すためであった。また，特定のトピックについてもっと知りたければ，それはインターネットや科学的文献の検索によって容易であろう，と考えたためでもある。この章が目的とするのは，ここまで本書を読み進め，（願わくは）医薬品安全性監視に関するある程度の知識を得た「新人」が，さらに深く医薬品安全性監視を理解しようとすることへの手助けである。

成書

本書を執筆したのは，そもそも，これまで医薬品安全性監視に関する大きな成書はいくつかあるものの，小冊子はなかったからである。大きな教科書のうち推奨できるものは以下の通りである。

Mann's Pharmacovigilance, 3rd edition, 2014（eds Andrews and Moore）

多くの共著者による大きな教科書で，シグナル検出と解析に関する5つのセクションの53章からなり，集団ベースのデータベースと薬剤疫学的手法を用いた安全性シグナルの前向きモニタリングとその評価を扱う。特定の臓器クラス，特定の集団，特定の製品における医薬品の安全性に関する実践と，この分野における新しい発展に関する章も含まれる。

Pharmacoepidemiology, 5th edition, 2012（eds Strom, Kimmel and Hennessy）

薬剤疫学における標準的教科書である。“*Textbook of Pharmacoepidemiology*”というタイトルの要約版のペーパーバックも出版されている。

Stephen's Detection and Evaluation of Adverse Drug Reactions, 6th edition, 2012（eds Talbot and Aronson）

タイトルから示唆されるよりも広い範囲を扱っており，企業，アカデミア，規制当局の観点からの医薬品安全性監視を扱っている。

Cobert's Manual of Drug Safety and Pharmacovigilance, 2nd edition, 2011

アメリカに焦点をあてた，非常に実践的な本である。

特定の医薬品に関する副作用（adverse effect）に関する参考書としては，以下のものが一般的には勧められている。

Meyler's Side Effects of Drugs, 16th edition, 2015（ed. Aronson）

権威のある引用されることの多い教科書であり，もし本書が図書館になければ，購入を勧めるべき一冊である。

Martindale：*The Complete Drug Reference*, 38th edition, 2014（ed. Brayfield）

上記“*Meyler's Side Effects*”よりも範囲が広い。何らかの薬とその副作用（adverse effect）についての情報を得たければ，まずこの本から始めるのがよい。

特定の集団に関する書物としては，以下のものを勧めたい。

Prescribing for Elderly Patients，2009（eds Jackson and Jansen）

実践的な大著で，高齢者に起こる臨床的な問題のうち最も重要なものの治療に使われる医薬品の問題が扱われている。

Drugs in Pregnancy and Lactation：*A Reference Guide to Fetal and Neonatal Risk*, 10 edition, 2015（eds Briggs and Freeman）

包括的な参考書で，それぞれの医薬品の胎芽と胎児に対する副作用（Side-effect）と母乳栄養中の新生児への移行の可能性に関するモノグラフからなる。

Medicines for Women, 2015（ed. Harrison-Woolrych）

以下の3部構成からなる：(i) 妊娠中または授乳中を含む女性に対する医薬品処方の一般的原則，(ii) 女性に使われる避妊薬，ホルモン補充療法，ビスフォスフォネート，ヒトパピローマウイルスワクチン，薬草を含む特定の医薬品グループのベネフィット・リスク，(iii) 発展途上国とリスクコミュニケーションの問題を含むより広い視点からの記述。

British National Formulary for Children

年に1回発行される小児における処方に関する必須の参考書。

雑誌

関連領域の重要な論文の相当数が，*New England Journal of Medicine*，*The Lancet*，*British Medical Journal*，*JAMA* などの毎週発行される一般医学雑誌に掲載される。したがって，これらの雑誌と主要な臨床薬理学の雑誌の内容をチェックするとよい。医薬品安全性監視に関する専門雑誌としては，以下の2つの月刊誌がある。

- ***Drug Safety***

国際ファーマコビジランス学会（ISoP）の公式ジャーナル（年会のすべての抄録を掲載する）で，リスクコミュニケーションなどに関する特集の論文も掲載される。

- *Pharmacoepidemiology and Drug Safety*

定期的に“current awareness”と呼ばれる記事を掲載しており，医薬品の安全性に関する最近の文献のリストが含まれている。

関連の情報のリストという意味で同様に非常に有用なのは，*Reactions Weekly* で，基本は症例報告に基づく警告に関するものであるが，関連領域のその時点で重要な問題も扱っている。

これらすべての雑誌は紙ベースでも，また，電子的な形でも利用することができ，この分野で働くものがこれらの雑誌にアクセスをすることは必要不可欠の事柄である。

インターネット

すでにBox 5.1，Box 6.1で医薬品安全性監視に関する重要なウェブサイトのアドレスに言及し説明してきた。特に，WHO-UMCと主要な規制当局のウェブサイトは特定の事柄／警告や報告書に関する情報や副作用（ADR）のデータを取得する上で役に立つ。公式のウェブサイトは一般に医薬品安全性監視に関する信頼できる情報を提供しているが，医薬品の安全性に関するデータのインターネット検索については注意すべきことがある。すなわち，ウェブサイトを立ち上げることは誰にでもでき，インターネットに掲示された情報に対する規制は存在しないので，誤解を招くもの／販売促進的なものがあることに留意すべきである。

コース

関連領域におけるトレーニングの機会は日に日に増えており，ここで，包括的な情報を与えることはできない。多くの国に様々な選択肢がある。英国ではDrug Safety Research Unitによって基礎コースが運営されており，修了証が発行されるレベル（例：London School of Hygiene），または学位やマスターが授与されるレベル（例：Hertfordshire大学，Portsmouth大学）のコースもある。ヨーロッパではEU2P（European Programme in Pharmacovigilance and Pharmacoepidemiology）として知られているプログラムがあり，インターネットによる通信教育を含むすべてのレベルのさまざまなコースを提供している。トレーニングコースは以下で言及する2つの国際学会やWHO-UMCによっても運営されている。国際医薬用語集（MedDRA）の使用に関するトレーニング教材とコースもインターネットを通じて利用可能である。

国際学会

最後に，2つの国際学会が存在し，それぞれの分野における発展，トレーニング，国際協力を促進している。

- 国際ファーマコビジランス学会（ISoP）
- 国際薬剤疫学会（ISPE）

これらの学会に関するさらなる情報については**第6章**を参照。

最終結論

この領域における「新人」が本書からくみ取るべき最重要のメッセージは以下の通りである。

1） 医薬品安全性監視は患者が有益な結果を期待しての医薬品を使用したにもかかわらず，その結果，害を被ることを防ごうとする方策であり，これは以下によって実現される。
  - 科学と研究
  - 規制とその他の公衆衛生上の方策
  - 臨床診療と市販後調査
  - ベネフィット・リスクに関する効果的なコミュニケーション

2） 医薬品安全性監視は医薬品開発における必須の1ステップであ

る。医薬品は臨床診療において受容可能な程度に安全であることが示されなければならない。

3) 医薬品安全性監視は世界的な広がりをもち，今後大いに革新の余地がある発展途上の分野である。この分野が魅力的である1つの理由は，その応用範囲が及ぶところは―医薬品安全性監視は専門家的な分野であり，直ちには明らかではないかもしれないが―非常に広いという点である。それぞれの問題はすべて互いに異なっており，次にあなたの机の上に置かれる安全性に関する懸念に対処するために，できあいの「調理法」は存在しない。

11

用語集

Glossary

Absolute risk：絶対リスク

有害事象発生の確率を絶対尺度で表現したもの（例：1000人あたりの発生数，または発生割合）。絶対リスクはその事象がどれほどの頻度で発生するかに関する情報を提供するが，対照となるもの（alternatives）と比較した値ではない。⇒「relative risk：相対リスク」参照

Additional monitoring：追加のモニタリング

特定の医薬品の安全性に関する注意喚起のためのスキームで2013年EMAによって導入され，主に新薬に対して通常，初めて承認を受けてから5年間継続される。製品情報ではブラック・トライアングルで特定される。

Adverse drug reaction（ADR）：副作用（ADR）

人に対する通常量で起こった医薬品による意図しない有害な作用で，承認条件の範囲内での使用によるか否かを問わない。

〈訳注：Side-effectと区別するために「副作用」のあとに原語をかっこ内に表記した。訳語選択については監訳者第二版まえがきも参照〉

Adverse Event（AE）：有害事象

医薬品の投与の中で起こるが医薬品と因果関係を持っている場合も持っていない場合もあるような好ましくない事柄。

Bias：バイアス

結果に真の値からの系統的なゆがみ（distortion）をもたらすすべてのプロセス。多くのタイプのバイアスがこれまで知られているが，通常バイアスを除外，または最小化するためには研究デザインにおける対処を必要とする。

Black Triangle scheme：ブラック・トライアングル・スキーム

新薬の集中的なサーベイランスを促すために1980年代に英国で導入されたスキーム。黒の逆三角形が，医療従事者に対してすべての副作用（ADR）の疑いを報告するべきことの注意喚起のために示される。集中的なサーベイランスの期間は通常最低2年である。EUは同様のスキームを2013年に導入した。⇒「追加的モニタリング」を参照

Case-control study：症例対照研究

検討対象の疾患（ここでは通常副作用（ADR）の可能性があるもの）のケース（症例）を特定することから始め，その過去における「曝露」（例，医薬品に対する曝露）を，疾患を起こさなかったコントロール（対照）における「曝露」と比較する研究。

Clinical Trial：臨床試験

特定の疾患または健康状態をもつ患者において実施される（例えば，薬物治療に関する）介入的研究。通常はプラセボまたはその他の治療と比較され，治療割り付けのランダム化が行われる。理想的には患者も臨床医も治療割り付けに関してはブラインド化する（すなわち，二重盲検）。研究目的の臨床試験の実施ではそれぞれの患者からのインフォームド・コンセント取得が必要であり，倫理審査委員会による承認が不可欠である。

Cohort study：コホート研究

共通の特徴をもつ特定の集団（例：特定の医薬品の使用に基づく

コホート）の特定から始め，時間的に前向きに，そのうちの何人かに関心のあるアウトカムが発生するまで追跡する研究。

Confounding：交絡

曝露とアウトカムとの関連が，交絡因子（例：年齢）が曝露の確率とアウトカム発生のリスクの両方に影響するために起こるゆがみ（distortion）。

Core (or reference) clinical safety information：中核安全情報（安全性参照情報）

医薬品の安全な使用に不可欠と考えられる，世界中のすべての製品情報に含まれなければならない安全性情報の最低限の基準。この概念は初めCIOMS III ワーキンググループによって提唱され，現在定期的安全性最新報告（PSUR）の別添（annex）に含まれる。

〈訳注：CIOMS III ワーキンググループ報告書のタイトルには“core clinical-safety information”の語が含まれていたが，それ以外では，通常“clinical”を含まない“core safety information”または“reference safety information”が使われている。日本語も“clinical”を含まない語に対応したものが通常であるため，本用語集でもこれにならった。〉

Disproportionality：不比例性

副作用（ADR）の自発報告データのシグナルに関する統計的指標であり，「背景のノイズ」から期待されるよりも多くの特定の医薬品‐副作用（ADR）の組み合わせに関する報告を意味する。

Drug interaction：薬物相互作用

同時に用いられると，いずれかの活性に影響を与える1つの医薬品と他の物質（通常は他の医薬品）との相互干渉（interference）。

Large simple trial：大規模なシンプルトライアル

ランダム化試験の1つであり，医薬品安全性監視という文脈においては，安全性を評価する上で有用なもの。重要な要素としては，大きなサンプルサイズで比較的稀なアウトカムを研究できる，1つまたは少数の簡単に測定可能なアウトカム（例：死亡）が対象，可能な限り「リアルワールド」を代表する，を挙げることができる。

〈訳注：Large simple trial に対応する一般に認められている日本語は，本書第二版出版時点では存在しない〉

Medical Dictionary for Regulatory Activities（MedDRA）：ICH 国際医薬用語集

人に用いられる医薬品に関連する規制のためのコミュニケーションとデータ評価のための最も広範に使用されている標準化された医薬用語の国際的な辞書。MedDRA は ICH を通じて開発されたもので，EU ではコード化にあたって MedDRA の使用は必須である。

Medication error：誤薬（投薬ミス）

患者に対する害につながったか，つながる可能性のある治療の失敗。例えば，誤った医薬品の投与や誤った量の投与など。

Meta-analysis：メタアナリシス

メタアナリシスでは，いくつかの異なる研究からのデータを量的に統合し，特定の効果に関する単一の全般的な推定値を得る。「研究の研究（a study of studies）」。

Observational study：観察研究

患者または研究対象者の治療に関連する介入を行わない研究。観察研究はしばしば日常診療から得られるデータを基に実施される。

Orphan drug：希少疾病薬

「オーファン」すなわち稀な疾患の治療で使われる医薬品。開発から利益があがらないこともあるので，企業に対する動機づけが与えられる。適切な代替治療がないか，臨床試験が小規模であるため，これらの医薬品には「早期」承認が与えられることが多い。

Patient Information Leaflet：患者向け情報リーフレット

患者/介護者のための製品概要で，多くの国で医薬品の包装に含まれるか調剤の際に患者に渡される。EUでは“package leaflet”，米国では“package insert”という語が使われるほか“consumer information”の語が使われている国もある。

〈訳注：Patient Information Leafletに対応する一般に認められている日本語は，本書第二版出版時点では存在しない〉

Periodic Safety Update Report（PSUR）：定期的安全性最新報告

特定の期間において医薬品を市販した企業が入手しえた全世界的な安全性に関するデータの国際的に合意されたフォーマットによる系統的な点検結果〈訳注：日本における「安全性定期報告」はPSURに日本における製造販売後調査などから得られた情報を追加したものをいう〉

Pharmacoepidemiology：薬剤疫学

集団における医薬品の効果を研究する科学分野

Pharmacogenetics：薬理遺伝学

医薬品の安全性と効果の一方または両方を最大限にするための遺伝子マーカーの研究と利用。

Pharmacovigilance：医薬品安全性監視

副作用（ADR）またはそのほかの何らかの医薬品に関連する問題を発見，評価，理解，予防することに関連する科学と活動（世界保健機関（WHO）の現在の定義）。

Phamracovigilance plan：医薬品安全性監視計画

医薬品のリスク管理計画（RMP）の〈安全性検討事項Safety Specificationの後に置かれる〉二番目の部分である。計画はどのような医薬品安全性監視計画の活動（製品ごとに特化した通常および追加的な活動）をその安全性のさらなる評価のために実施するかを示すもの。

Post-authorisation safety study（PASS）：承認後安全性研究

承認・市販されている医薬品に関する研究で，安全性に関する害を特徴づけるか定量化し，日常診療下での安全性プロファイルを評価し，リスク最小化策の有効性を評価する。

〈訳注：PASS に対応する一般に認められている日本語は，本書第二版出版時点では存在しない〉

Post-marketing surveillance（PMS）：市販後調査

製品が市販された後に実施される安全性に関連する活動。自発的な副作用（ADR）の報告と処方－イベントモニタリング（PEM）を含む特定の市販後研究（Post-authorisation safety study（PASS）参照）を含むが，それに限定されない。市販後に限定すると医薬品安全性監視と同義と見なすことができる。

Pre-clinical studies：前臨床試験

実験動物における試験で通常，臨床試験のプログラムの前に実施される〈訳注：最近では non-clinical studies 非臨床試験の語を用いることが多い〉。

Pregnancy prevention program：妊娠予防プログラム

催奇形性をもつ医薬品への胎児曝露の予防を目的とする追加のリスク最小化の方策。

Prescription-event monitoring（PEM）（cohort-event monitoring）：処方－イベントモニタリング

医薬品の使用者のコホートを処方せんから特定し，決められた期間追跡し，治療後の期間に起こるすべての有害事象を特定する薬剤疫学研究。

Registry：登録（制度）

登録（制度）は個別の患者のデータを集積したものであり，疫学研究に用いることができる。疾患，治療，特定の曝露またはアウトカムに関する登録（制度）がある。

Relative risk：相対リスク

有害事象発生の確率を特定の比較対照されるもの（comparator）に対する相対的尺度で表したもの。相対リスクは関連の強さに関する情報を示すが，絶対的尺度で，どの程度よく見られるのか，またはどの程度稀かを示すものではない。⇒「absolute risk：絶対リスク」参照

Risk-benefit balance：リスク・ベネフィット・バランス

すべての医薬品はリスクとベネフィットをもつが，その使用が受け入れられるためには，これらのバランスでベネフィットが優位と判断されなければならない。この判断のためには関連するすべてのデータを考慮することが必要であり，ベネフィット・リスク報告に要約される。

Risk management plan（RMP）：リスク管理計画

製薬企業によって作られた，製品の安全性についてわかっていることとわかっていないこと，安全性に関する知識を拡大するために何を計画したか，どのように既知のリスクを最小化するかに関する文書。

Risk minimization：リスク最小化

既知の副作用（ADR）の発生を最小化するためにデザインされた方策。これらの概要はリスク管理計画（RMP）の最終部分に記載される。

Safety：安全性

害が相対的に存在しないこと。医薬品が「安全である」という時に意味されているのは，治療対象の疾病と医薬品の期待されるベネフィットに照らして，害の確率が低く受け入れ可能と考えられるということである。

Safety specification：安全性検討事項

リスク管理計画（RMP）の最初の部分をなし，これまでに示された安全性に関するエビデンスとレベルを示す。安全性に関して何がわかっており，何がわかっていないかの両方を特定するものでなければならない。

Seriousness：重篤性

副作用（ADR）またはケースレポートが「重篤」と判断されるためには以下のうちいずれかの基準が満たされなければならない：

・死亡
・死亡のおそれ
・入院の原因または入院の延長
・長期にわたる障害
・先天異常

さらに，症例が以上のいずれの基準にも合致しなくても，医学的に「重篤」と判断されることがありうる。

Severity：重症度

特定の副作用（ADR）が特定の患者に与えるインパクトの程度（通常は主観的なもので，患者または医師が判断する）で，しばしば，軽度（mild），中等度（moderate），重症（severe）に分類される。この概念は重篤性からは区別されるべきものであり，ある副作用（ADR）が重症（例：非常に激しい頭痛）だが重篤性の基準には合致しない，などが起こりうる。

Side effect：副作用（Side-effect）

薬の意図しない反応〈訳注：ADRと区別するために「副作用」のあとに原語をかっこ内に表記した。訳語選択については監訳者第二版まえがきも参照〉

Signal：シグナル

利用可能なデータから得られる，医薬品がこれまでに認められていなかったハザードと関連しているかもしれないという警告。この語は既知のハザードがこれまでの知見と定量的（例：高頻度）あるいは定性的（例：より重篤）に異なることを示す新たなエビデンスがある場合にも使われる。

Spontaneous ADR report：副作用（ADR）の自発報告

副作用（ADR）の疑いについて記述した個別の患者に関する症例報告。

Summary of Product Characteristics（SPC or SmPC）：製品概要

EUにおいて販売承認に添付される規制上の文書であり，製品情報（よりなじみのある語である“product information”）の基礎となるもので，一義的には処方者に向けたもの。

Systematic review：系統的レビュー

系統的レビューは特定の疑問に関連するすべての関連する研究を評価するものである。コクラン共同計画はこの方法を医学的治療法の評価に使っており，そこで得られた所見をコクランライブラリに公表している。

Yellow Card scheme：イエローカード制度

英国における全国的な副作用（ADR）の自発的な報告スキーム。自発報告のスキームで黄色の報告カードを用いる国はほかにも存在するが，現在は電子的フォームがより一般的になりつつある。

INDEX

太字：表，斜体：図，〈　〉：原著用語を示す

数字・欧文

2型糖尿病〈type 2 diabetes〉……18-19
3のルール〈rule of three〉……32
ABOUTの基準〈ABOUT criteria〉……84，**84**
ATC分類システム（解剖治療化学分類法）
〈Anatomical Therapeutic Chemical（ATC）classification〉……52
Bendectin〈Bendectin〉……10
Bradford Hillの基準〈Bradford Hill's criteria〉……42-43，58
British Medical Journal〈British Medical Journal〉……162，170
Clinical Practice Research Datalink，CPRD
〈Clinical Practice Research Datalink〉……60，101，160
Council for International Organization of Medical Sciences（CIOMS）
〈国際医学団体協議会（CIOMS）〉……55，117-121
COX-2阻害薬，コキシブ〈COX-2 inhibitors（coxibs）〉……17-18，40，131
Debendox〈Debendox〉……10
Development Safety Update Report（DSUR）
〈開発時定期的安全性最新報告（DSUR）〉……101,120
Drug Information Association（DIA）
〈Drug Information Association（DIA）〉……125
Drug Safety（雑誌）〈*Drug Safety*〉……125，170
Drug Safety Research Unit（DSRU）
〈Drug Safety Research Unit（DSRU）〉……61，171
Electronic Standards for the Transfer of Regulatory Information（ESTRI）
〈医薬品規制情報の伝送に関する電子的標準（ESTRI）〉……123
empirical Bayes geometric mean（EBGM）
〈Empirical Bayes Geometric Mean（EBGM）〉……73
ENCePP〈European Network of Centres for Pharmacoepidemiology and Pharmacovigilance（NCePP）〉……103-104
Eudralex〈Eudralex〉……94

EudraVigilance〈EudraVigilance〉……93, **94**, 96, 98
European Medicines Agency（EMA）〈欧州医薬品庁（EMA）〉
……92-94, 96, 98, 101, 103, 113
European Programme in Pharmacovigilance and Pharmacoepidemiology（EU2P）〈European Programme in Pharmacovigilance and Pharmacoepidemiology（EU2P）〉……172
Food and Drug Administration（FDA）〈食品医薬品局（FDA）〉‥72-73, 114
Good Pharmacovigilance Practice（GVP）〈good pharmacovigilance practice（GVP）〉……92, 93, **95**, 105, 119, 160
GVP ガイダンスの文書〈guidance documents〉……165
ICH 国際医薬用語集（MedDRA）〈Medical Dictionary for Regulatory Activities（MedDRA）〉……52, 98, 117, 172, 177
information component（IC）〈information component（IC）〉……72
Intensive Medicines Monitoring Programme（IMMP）〈Intensive Medicines Monitoring Programme（IMMP）〉……61-62
International Coalition of Medicines Regulatory Authorities（ICMRA）〈薬事規制当局国際連携組織（ICMRA）〉……114
International Council on Harmonisation of Technical Requirements for Pharmaceuticals for Human Use（ICH）〈医薬品規制調和国際会議（ICH）〉
……55, 100, 121-123, 149
JAMA（雑誌）〈*JAMA*〉……170
Lancet, The（雑誌）〈*Lancet, The*〉……170
large simple trials〈large simple trials〉……48, 176
L-トリプトファン製剤〈L-tryptophan〉……27
marketing authorisation（MA）〈製造承認〉……82, 92, 138, 159
Medicines and Healthcare products Regulatory Agency（MHRA）〈英国医薬品庁（MHRA）〉……53, 74, 114, 127
MedWatch〈MedWatch〉……114
MMR ワクチン（はしか，おたふく風邪，風疹の混合ワクチン）〈measles, mumps and rubella（MMR）vaccine〉……10
Multi-Item Gamma Poisson Shrinker（MGPS）〈multi-item gamma poisson shrinker（MGPS）〉……73
New England Journal of Medicine（雑誌）〈*New England Journal of Medicine*〉……170
novel oral anticoagulants（NOACs）〈新規経口抗凝固薬（NOACs）〉……130
over-the-counter（OTC）medicines〈市販薬〉……131, 134, 136, 137
pandemrix〈pandemrix〉……19-20

Patient Information Leaflets（PILs）〈患者向け情報リーフレット〉……8，97，140，178
Periodic Benefit-Risk Evaluation Reports（PBRERs）〈定期的ベネフィットリスク評価報告（PBRERs）〉……100
Periodic Safety Update Reports（PSURs）〈定期的安全性最新報告（PSUR）〉·95，100-101，102，178
Pharmacoepidemiology and Drug Safety（雑誌名）〈*Pharmacoepidemiology and Drug Safety*〉……125
Pharmacovigilance Risk Assessment Committee（PRAC）〈医薬品安全性監視リスク評価委員会（PRAC）〉……92,101,103,104
post-authorisation safety study（PASS）〈承認後安全性研究（PASS）〉……18，101-104，102，111，179
proportional reporting ratio（PRR）〈proportional reporting ratio（PRR）〉……70-74，**70**，*71*，*72*
QT 延長〈QT interval〉……28，31，123
qualified person for pharmacovigilance（QPPV）〈医薬品安全性監視に関する適格者（QPPV）〉……96（資格のある人），97
Reactions Weekly（雑誌名）〈*Reactions Weekly*〉……171
Reporting odds ratio（ROR）〈reporting odds ratio（ROR）〉……72
special interest groups（SIG）〈special interest groups（SIGs）〉……125
Safety Assessment of Marketed Medicines（SAMM）guidelines〈Safety Assessment of Marketed Medicines（SAMM）guidelines〉……8-9
safety specification〈安全性検討事項〉……105，105，106-108，181
serious and unexpected suspected adverse reactions（SUSARs）〈重篤で未知の副作用（ADR）の疑い（SUSAR）〉……48，99
spontaneous ADR reporting〈副作用（ADR）の自発報告〉……4，9，23，49-57，127-128，182
summary of product characteristics（SPC or SmPC）〈製品概要（SPC）〉……78，79，82，182
suspected ADRs〈副作用（ADR）の疑い〉……23-24，37
TGA（Therapeutic Goods Administration）〈Therapeutic Goods Administration（TGA）〉……83
UNESCO〈United Nations Educational Organization（UNESCO）〉……117
Uppsala Monitoring Centre（UMC），ウプサラ・モニタリング・センター〈Uppsala Monitoring Centre（UMC）〉……72，74，82-83，164
　ウェブサイト〈websites〉……116，171
　国際協力〈international collaboration〉……115-117
VigiBase〈VigiBase〉……115-116

VigiFlow〈VigiFlow〉……117
VigiLyze〈VigiLyze〉……116
VigiMed〈VigiMed〉……117
VIGOR 試験〈VIGOR trial〉……17
WHO 副作用用語集（WHO Adverse eaction Terminology, WHO-ART）〈World Health Organization Adverse Reaction Terminology（WHO-ART）〉……52，117
WHO Drug Dictionary Enhanced〈医薬品辞書拡張版〉……117
WHO の国際医薬品モニタリングプログラム（WHO PIDM）〈World Health Organization Programme for International Drug Monitoring（WHO PIDM）〉……113

あ行

アスピリン〈aspirin〉……17，29，131，138
アナフィラキシー〈anaphylaxis〉……25，27，68，130
アバカビルの過敏性〈abacavir hypersensitivity〉……161
アミオダロン〈amiodarone〉……29
アミトリプチリン〈amitriptyline〉……15
アルコール〈alcohol〉……30，79，131，137
アレンドロン酸〈alendronate〉……130
アンジオテンシン変換酵素阻害薬（ACE 阻害薬）〈angiotensin converting enzyme（ACE）inhibitor〉……29，72
安全性〈safety〉……4-5，30-37，43，44，127
　COX-2 阻害薬〈COX-2 inhibitors〉……17-18
　EU の法制〈EU regulation〉……91，92
　GVP モジュール〈GVP module〉……**95**
　SSRI〈SSRIs〉……16
　アクションをとる〈taking action〉……78-81
　安全性検討事項〈specification〉……105，105，106-108，181
　医薬品規制調和国際会議（ICH）〈ICH〉……123
　科学的な方法の発展〈development of scientific methods〉……162-164
　患者の安全性向上〈improving that of patients〉……127，138-141
　危機管理〈crisis management〉……87-88
　規制〈regulation〉……89，96，98，111，143，165
　経口避妊薬〈oral contraceptives〉……11
　公衆衛生〈public health〉……165-167
　国際医学団体協議会（CIOMS）〈CIOMS〉……117-121
　国際協力〈international collaboration〉……112，113，115，125-126

コミュニケーション〈communication〉……**84**，84－85，**85**
市販後調査〈post-marketing surveillance〉……48－49
承認後の安全性研究〈post-authorisation studies〉……101－104
処方・イベントモニタリング（PEM）〈PEM〉……60－62
診療における安全性〈in practice〉……33－35
生物学的医薬品〈biological medicines〉……160－161
知識の拡大〈extending knowledge〉……157
定義〈definition〉……30－31，181
定期的安全性最新報告（PSUR）〈PSUR〉……**95**，100－101，102
データ収集の改善〈improving data collection〉……158，167
透明性〈transparency〉……151
登録制度〈registries〉……62
ヒト・ボランティアでの研究〈healthy human volunteer studies〉……46
副作用の因果関係〈causation of ADRs〉……37
プラクトロール〈practolol〉……6－7
ベネフィットの欠如〈lack of benefit〉……36
ベノキサプロフェン〈benoxaprofen〉……8
メタアナリシス〈meta-analysis〉……44，64
薬剤疫学〈pharmacoepidemiology〉……9
利益相反〈conflicts of interest〉……153
利害関係者〈stakeholders〉……142－143
リスク管理〈risk management〉……66，104－111，105
リスクの測定〈measuring risk〉……31－33
リスク・ベネフィットバランス〈benefit-risk balance〉……35－36
臨床試験〈clinical trials〉……46－48
倫理〈ethics〉……142，146，149，151－153
安全性検討事項〈safety specification〉……105，105，106－108，181
安全性に関する委員会〈Committee on Safety of Medicines（CSM）〉……11
イエローカード制度〈yellow card scheme〉……6，53－57，69－70，182
医原性〈iatrogenic disease〉……129
意志決定〈decision making〉……81－82，119，153（決定）
イソトレチノイン〈isotretinoin〉……80，110，128
胃腸出血，消化管出血〈gastrointestinal bleeding〉……17－18，40，130－131
遺伝〈genetics〉……**22**，28，137，160，161
遺伝子多型〈genetic polymorphism〉……28
遺伝毒性〈genotoxicity〉……123
イブプロフェン〈ibuprofen〉……131

医薬品安全性監視〈pharmacovigilance〉
……9，21，64，66-88，156，168-173
GVP〈good practice〉……91-94，**95**，105，119，160，165
アクションをとる〈taking action〉……78-83，**79**
安全性〈safety〉……30-37
医薬品安全性監視システム〈regulatory systems〉……94-96
医薬品規制調和国際会議（ICH）〈ICH〉……121-123
因果関係〈causation〉……37-43
ウェブサイト〈websites〉……**94**，116，171
ガイドライン〈guidelines〉……90，93-94
科学的協力〈scientific collaboration〉……124
科学的なモデル〈scientific model〉……162，163，163
患者の安全性向上〈improving patient safety〉……138-141
危機管理〈crisis management〉……87-88
起源〈origins〉……1-4
規制，法制〈regulation〉……89-111，112,113-115
基本的な概念〈basic concepts〉……22-43
教育〈education〉……164
計画〈plan〉……105，105，108-109，123，178
経口避妊薬〈oral contraceptives〉……10-13
公衆衛生〈public health〉……165-167
国際医学団体協議会（CIOMS）〈CIOMS〉……117-121
国際協力〈international collaboration〉……112-126
コミュニケーション〈communication〉……83-86，
専門家の団体〈professional societies〉……124-126
シグナル検出〈signal detection〉……66-74
承認後の安全性研究〈post-authorisation studies〉……90，101-104
生物学的医薬品〈biological medicines〉……161
製薬企業〈pharmaceutical companies〉……97
世界保健機関（WHO）〈WHO〉……115-117
定義〈definition〉……2，178
定期的安全性最新報告（PSUR）〈PSUR〉……100-101，102
データ収集の改善〈improving data collection〉……156-160，167
発展〈development〉……9-10，162-163，167
評価〈evaluation〉……74-77
副作用〈ADRs〉……22-30，51
プライバシーと機密保持〈privacy and confidentiality〉……148
ヨーロッパの法制〈European legislation〉……90-91

利益相反〈conflicts of interest〉……154
利害関係者〈stakeholders〉……142，145，
リスク管理計画〈risk management planning〉……104-111
リスク最小化〈risk minimisation〉……86
領域と目的〈scope and purposes〉……4-5
臨床的特徴〈clinical aspects〉……127-128，141
倫理〈ethics〉……142，147，154
医薬品安全性監視計画〈pharmacovigilance plan〉
……105，105，108-109，123，178
医薬品安全性監視システムにおける（の）マスターファイル
〈pharmacovigilance system master file〉……92，**95**，97
医薬品安全性監視に関する適格者（QPPV）〈qualified person for pharmacovigilance（QPPV）〉……96（資格のある人），97
医薬品安全性監視リスク評価委員会（PRAC）〈Pharmacovigilance Risk Assessment Committee（PRAC）〉……92，101，103，104
医薬品管理規則〈Rules Governing Medicinal Products〉……94
医薬品規制情報の伝送に関する電子的標準（ESTRI）〈Electronic Standards for the Transfer of Regulatory Information（ESTRI）〉……123
医薬品規制調和国際会議（ICH）〈International Council on Harmonisation of Technical Requirements for Pharmaceuticals for Human Use（ICH）〉
……55，100，121-123，149
国際協力〈international collaboration〉……113，119，121-123，125，126
医薬品辞書拡張版（WHO Drug dictionary enhanced）
〈Drug Dictionary Enhanced〉……117
医薬品の安全性〈drug safety〉……1，6，20，66，81，168-171
3のルール〈rule of three〉……33
ABOUTの基準〈ABOUT criteria〉……**84**，84-85
COX-2阻害薬，コキシブ〈COX-2 inhibitors〉……17-18
欧州製品概要（SPC）〈SPC〉……78
危機管理〈crisis management〉……87-88
公衆衛生〈public health〉……165-167
国際医学団体協議会（CIOMS）〈CIOMS〉……118
国際協力〈international collaboration〉……124
サリドマイド〈thalidomide〉……2-3
世界保健機関（WHO）〈WHO〉……115，117
透明性〈transparency〉……151
登録制度〈registries〉……62
メタアナリシス〈meta-analysis〉……64

利益相反〈conflicts of interest〉……153
倫理〈ethics〉……142-146，151-153
医薬品の特徴〈drug characteristics〉……78
因果関係，因果性〈causation（causality）of ADRs〉
……23-24，37-43，52，57（因果性）
Bradford Hill の基準〈Bradford Hill criteria〉……42-43
現時点の限界〈current limitations〉……156-158
個々の症例における因果関係の評価〈assessment in individual cases〉
……37-39
シグナル〈signals〉……66-68，73，74-77
承認後研究〈post-authorisation studies〉……103
訴訟〈litigation〉……144
非ランダム化試験〈non-randomised studies〉……40-42
臨床試験データからの因果関係の評価〈assessment from clinical trials〉
……39-40
インスリン〈insulin〉……145
インターネット〈Internet〉……94，99，171，
インターフェロン〈interferons〉……160
インパクト解析，インパクトアナリシス〈impact analysis〉……53，74
インフォームド・コンセント〈informed consent〉……147-148，150
インプラノン（Implanon）〈Implanon〉……83
影響が遅発性〈long latency effects〉……7
英国医薬品庁（MHRA）〈Medicines and Healthcare products Regulatory Agency（MHRA）〉……53，74，114，127
疫学〈epidemiology〉……106，149
エストロゲン〈estrogen〉……10
エチニルエストラジオール〈ethinylestradiol〉……10
エボラ出血熱ウィルス〈Ebola virus〉……115
エリスロポエチン〈erythropoietins〉……160
欧州医薬品庁（EMA）〈European Medicines Agency（EMA）〉
……92-94，96，98，101，103，113
ウェブサイト〈websites〉……93，**94**，98
横紋筋融解症〈rhabdomyolysis〉……134
オーファンドラッグ〈orphan drugs〉……34，165，177
オッズ比〈odds ratio〉……58，*59*
オメプラゾール〈omeprazole〉……29
オルリスタット〈orlistat〉……29

か 行

ガイドライン，指針〈guidelines〉……8，90，93-94，139，149
　医薬品規制調和国際会議（ICH）〈ICH〉……121-123
　公衆衛生〈public health〉……165-166（ガイダンス）
　国際的協力〈international collaboration〉……113，119
開発時定期的安全性最新報告（DSUR）〈Development Safety Update Report (DSUR)〉……101，120
科学的発展〈scientific development〉……160，163，164
カプトプリル〈captopril〉……72，*72*
カルバマゼピン〈carbamazepine〉……161
がん〈cancer〉……46，62，123（発がん性）
肝炎〈hepatitis〉……25
肝機能〈hepatic problems〉……28
監査〈audit〉……**95**，97，164
観察研究〈observational studies〉……57-58，128，177
　インフォームド・コンセント〈informed consent〉……147-148
　ホルモン補充療法（更年期のホルモン療法）〈MHT/HRT〉……13-14
患者集団〈patient groups〉……136-138（患者集団，patient population），143（患者団体）
患者の参画〈public engagement〉……167
患者向け情報リーフレット〈Patient Information Leaflets（PILs)〉……8，97，140，178
関節炎〈arthritis〉……7，63（関節リウマチ），130，137
関節リウマチ〈rheumatoid arthritis〉……63
肝毒性〈hepatotoxicity〉……7（肝不全），18
関連〈association〉……40
危機管理〈crisis management〉……87-88
希少疾患〈orphan diseases〉……63
規制，法制〈regulation〉……89-111，143，165-166，172
　アクションをとる〈taking action〉……78，81
　医薬品安全性監視システム〈pharmacovigilance systems〉……94-96
　医薬品規制調和国際会議（ICH）〈ICH〉……121-122
　ガイドライン〈guidelines〉……90，93-94
　危機管理〈crisis management〉……87
　規制の委員会〈committees〉……81
　公衆衛生〈public health〉……89，90，94，94-96，165-166
　国際医学団体協議会（CIOMS）〈CIOMS〉……118-119

国際協力，国際的，世界中の〈international〉……112-115，126，165-166
承認後の安全性研究〈post-authorisation safety studies〉…………101-104
定期的安全性最新報告（PSUR）〈PSUR〉
……………………………………………92，**95**，97，98-100，102，111，165
非遵守〈non-compliance〉……………………………………………………96
法制〈legislation〉……………………………………………………………90
有害事象報告，副作用（ADR）報告〈ADR reporting〉………91，**95**，96，98-100，111，165
ヨーロッパの法制〈European legislation〉
………………………………………………90-93，98，104-105，105，111
リスク管理計画〈risk management planning〉…………………104-111，105
喫煙〈smoking〉…………………………………………………………………41
機密保持〈confidentiality〉……………………………………………55，148，158
吸収〈absorption〉………………………………………………………………29
教育〈education〉……………………………………164-165，167，171-172
狭心症〈angina〉……………………………………………………………6，30
許容できる，許容される〈acceptability〉………………………………31，35
筋萎縮性側索硬化症〈amyotrophic lateral sclerosis〉……………………82
筋炎〈myositis〉………………………………………………………………134
筋痛症〈myalgia〉……………………………………………………………27
薬の安全性に関する報告書〈drug safety bulletins〉……………………152
グルコセレブロシダーゼ〈glucocerebrosidase〉…………………………34
クロザピン〈clozapine〉……………………………………5，33，62，63，79-80
白血球数〈white blood cell count〉……………………5，33，79，109，132
クロルジアゼポキシド（Librium）〈chlordiazepoxide（Librium）〉……………9
警戒感をもちながら診療する〈vigilant practice〉…………………………141
経口血糖降下薬〈oral hypoglycaemic drugs〉……………………………18，25
経口避妊薬〈oral contraceptives（OCs）〉……………10-13，83，136（避妊薬）
血管内皮増殖因子阻害剤〈vascular endothelial growth factor inhibitors〉…160
健康人ボランティアでの研究，ヒト・ボランティアでの研究〈healthy human volunteer studies〉……………………………………………………44，46，128
現在の臨床的な安全性に関する知見〈current clinical safety experience〉
……………………………………………………………………………107，107
抗HIV薬〈anti-HIV drugs〉…………………………………158，161（アバカビル）
抗うつ薬〈antidepressants〉…………………………………………………15-16
効果〈efficacy〉……………………………………35-36，102，105，123，149，165
経口避妊薬〈oral contraceptives〉……………………………………………10，12
ホルモン補充療法（更年期のホルモン療法）〈MHT/HRT〉…………………14

メタアナリシス〈meta-analysis〉……44（有効性）
臨床試験〈clinical trials〉……35
公開医薬品審査報告書〈public assessment reports〉……152
抗がん剤〈anticancer drugs〉……158
抗凝固薬〈anticoagulants〉……29，130
→「ワルファリン」〈warfarin〉も参照
高血圧〈hypertension〉……6，22，30，137
好酸球増加筋痛症候群〈eosinophilia-myalgia syndrome〉……27
高脂血症〈hyperlipidaemia〉……134
公衆衛生〈public health〉……5-6，75，163，165-167
危機管理〈crisis management〉……87
規制〈regulation〉……89，90（国民の健康），94，94-96，165-166
経口避妊薬〈oral contraceptives〉……11
副作用の負担〈ADR burden〉……128-129
リスク管理計画〈risk management planning〉……106
公衆衛生の政策〈public health policy〉……166-167，172
抗精神病薬〈neuroleptics〉……25
抗生物質〈antibiotics〉……30，33，37
光線過敏症〈photosensitivity〉……7，8，135
抗ヒスタミン薬〈antihistamines〉……10，31
公表〈publication of results〉……151，153
公表の倫理に関する委員会〈Committee on Publication Ethics〉……151
交絡因子〈confounding factors〉……14，39，40-42，*41*，58，176
効率性〈efficiency〉……9，55，58，92，165
ゴーシェ病（Gaucher' s disease）〈Gaucher' s disease〉……34
コース〈courses〉……171
コード化〈coding〉……15
国際医学団体協議会（CIOMS）〈Council for International Organization of Medical Sciences（CIOMS）〉……55，117-121
アクションをとる〈taking action〉……81
国際協力〈international collaboration〉……113，117-121，125，126
シグナル〈signals〉……67，76，**76**
定期的安全性最新報告（PSUR）〈PSUR〉……100-101
国際医薬品モニタリングプログラム，国際医薬品モニタリング制度〈Programme for International Drug Monitoring（PIDM）〉……113，115（国際医薬品モニタリング制度）
国際協力〈international collaboration〉……112-126
医薬品規制調和国際会議（ICH）〈ICH〉……113，119，121-123，125，126

規制〈regulation〉……112, 113-115, 126, 165-16
国際医学団体協議会（CIOMS）〈CIOMS〉……117-121
国際的な科学的協力〈scientific〉……124, 162
世界保健機関（WHO）〈WHO〉……115-117
専門家の団体〈professional societies〉……124-126
国際製薬団体連合会〈International Federation of Pharmaceutical Manufacturers and Associations〉……122
国際誕生日（IBD）〈international birth date（IBD）〉……100
国際的な科学的協力〈international scientific collaboration〉……124, 162
国際的な専門組織，（専門家の）団体〈international societies〉……113, 115, 124-126, 164,170-172（国際学会）
国際ファーマコビジランス学会（ISoP）〈Pharmacoepidemiology International Society of Pharmacovigilance（ISoP）〉··113, 116, 124-125, 165, 170-172
国際薬剤疫学会（ISPE）〈International Society for Pharmacoepidemiology（ISPE）〉……113, 125, 126, 172
国際倫理綱領〈International Code of Medical Ethics〉……146
コクラン共同計画〈Cochrane Collaboration〉……63
コクラン・ライブラリ〈Cochrane Library〉……63
（ADR の）コスト〈cost of ADRs〉……128
骨粗しょう症〈osteoporosis〉……27
個別化医療〈personalised medicine〉……161
コホート・イベントモニタリング〈cohort event monitoring〉→「処方・イベントモニタリング」〈see prescription-event monitoring（PEM）〉
コホート研究〈cohort studies〉……61, 102, 129, 175
薬剤疫学研究〈pharmacoepidemiological〉……58, 59, 65
コミュニケーション，情報伝達〈communication〉……66, 83-86, **84**, **85**, 88, 172
GVP のモジュール〈GVP module〉……*95*
アクションをとる〈taking action〉……82（伝達）
患者の安全性を向上〈improving patient safety〉……140-141
危機管理〈crisis management〉……88（情報伝達）
規制〈regulation〉……96（情報伝達）
経口避妊薬〈oral contraceptives〉……12-13, 14, 83（情報伝達）
公衆衛生〈public health〉……167
世界規模のコミュニケーション〈international collaboration〉……117
透明性〈transparency〉……152
ベネフィットとリスクのバランス〈benefit-risk balance〉……128（伝える）
ホルモン補充療法（更年期のホルモン療法）〈MHT/HRT〉……14

リスク最小化，リスクの最小化〈risk minimisation〉……86，110

さ行

催奇形性〈teratogenicity〉……45
催奇形物質，催奇形性〈teratogens〉……1，80，109
→「サリドマイド」〈thalidomide〉も参照
再生不良性貧血〈aplastic anaemia〉……68
再投与〈rechallenge〉……38-39，133，134
細胞毒性のある医薬品，細胞毒性薬〈cytotoxic drugs〉……33，46
雑誌〈journals〉……170-171
サリドマイド〈thalidomide〉……1-4，2，49，143
　規制〈regulation〉……89
　シグナル〈signals〉……72
　前臨床研究〈pre-clinical studies〉……45
残差交絡〈residual confounding〉……42
ジアゼパム（Valium）〈diazepam（Valium）〉……9
ジエチルスチルベストロール〈diethylstilboestrol〉……27
時間的関連性〈temporal relationships〉……38
シグナル〈signals〉……66-68，95，162，182
　GVP モジュール〈GVP module〉……**95**
　SSRI〈SSRIs〉……15
　アクションをとる〈taking action〉……82-83
　検出〈detection〉……66-74，168
　国際医学団体協議会（CIOMS）〈CIOMS〉……119
　市販後調査〈post-marketing surveillance〉……49
　処方・イベントモニタリング〈PEM〉……61
　定期的安全性最新報告（PSUR）〈PSUR〉……102
　評価〈evaluation〉……74-77
　副作用（ADR）の自発報告〈spontaneous ADR reporting〉……49-50，52-53，56
　優先順位〈prioritisation〉……74-75
　リスク管理計画〈risk management planning〉……108
シグナル検出〈signal detection〉……66-74，168
　不比例性〈disproportionality〉……69-74，**70**，*71*，*72*
　プロセス〈processes〉……68-69
シグナル評価〈signal evaluation〉……74-77
ジゴキシン〈digoxin〉……29
自殺〈suicide〉……15-16

システマティック・レビュー〈systematic reviews〉……44，63-64，182
疾患〈disease〉……31，34，39
　感受性〈susceptibility〉……**26**，28
自発的な規範〈voluntary codes〉……149
市販後研究〈post-marketing studies〉……77，89，101，106，148
　規制〈regulation〉……89，90，**95**，98，165
市販後の調査・研究〈post-marketing surveillance〉
……5，7-8，44，48-49，157，172
　規制〈regulation〉……95，165
　国際協力〈international collaboration〉……114（市販後サーベイランス），123，126
　処方・イベントモニタリング（PEM）〈PEM〉……62
　定義〈definition〉……179
　副作用の因果関係〈causation of ADRs〉……37
市販前の臨床試験〈pre-marketing trials〉……107，107
市販薬〈over-the-counter（OTC）medicines〉……131，134，136，137
自閉症〈autism〉……10
脂肪酸アミド加水分解酵素阻害薬〈fatty acid amide hydrolase inhibitor（BIA 10-2474）〉……46
シメチジン〈cimetidine〉……29
重症度〈severity〉……52，**79**（重篤性），181
重大な毒性〈major toxicity〉……45
重篤で未知の副作用（ADR）の疑い（SUSAR）〈serious and unexpected suspected adverse reactions（SUSARs）〉……48，99
重要な患者集団〈important patient populations〉……136-138
授乳，母乳栄養〈breastfeeding（lactation）〉……**79**，93，137，160
　成書〈books〉……170
硝酸薬〈nitrates〉……25
使用者に依存する安全性〈user-dependent safety〉……33
使用者の特徴〈user characteristics〉……78
小児〈children〉……20，54，93，108，138，170
　Pandemrix〈pandemrix〉……19
　サリドマイド〈thalidomide〉……1-2
　データ収集の改善〈improving data collection〉……
　嚢胞性線維症〈cystic fibrosis〉……27
　パロキセチン〈paroxetine〉……15
　倫理委員会〈ethics committees〉……150
　ワクチン〈vaccines〉……10，143

小児調査計画〈paediatric investigation plans〉……159-160
承認後安全性研究（PASS）〈post-authorisation safety study（PASS）〉……18，101-104，102，111，179
承認後研究〈post-authorisation studies〉……90，101-104，157，160，163
静脈血栓塞栓症〈venous thromboembolism（VTE）〉……10-12
症例対照研究〈case-control study〉……58，59，65，104，175
食品〈dietary products〉……30
食品医薬品局（FDA）〈Food and Drug Administration（FDA）〉·72-73，114
処方〈prescribing〉……138，143，159，
　患者の安全性向上〈improving patient safety〉……138-141
　コスト〈cost〉……127
　処方率〈rates〉……127
　リスク最小化〈risk minimisation〉……86
処方・イベントモニタリング（PEM）〈prescription-event monitoring（PEM）〉……7，60-62，65，157，162，179
　副作用の因果関係〈causation of ADRs〉……37
　副作用の頻度〈frequency of ADRs〉……77
新規経口抗凝固薬（NOACs）〈novel oral anticoagulants（NOACs）〉……130
腎機能の低下〈renal problems〉……28
心筋梗塞〈myocardial infarction〉……11，13，17，56
心血管疾患〈cardiovascular disease〉……13-14，17-18，19，128，134
人種〈ethnic origin〉……**26**，28，112，161
新生児〈neonates〉……137
心臓突然死〈sudden cardiac death〉……104
スタチン〈statins〉……82，128
　副作用〈Side-effects〉……133，134
頭痛〈headache〉……24，25，28，181
スティーブンス・ジョンソン症候群（SJS）〈Stevens-Johnson Syndrome（SJS）〉……135
成書〈books〉……168-170
生殖毒性〈reproductive toxicity〉……123
　→「サリドマイド」〈thalidomide〉も参照……
製造承認〈marketing authorisation（MA）〉……82，92（製造販売業者（marketing authorization（MA）holder）），138，159（承認事項）
　規制〈regulation〉……92，96，98（承認後）
　定期的安全性最新報告（PSUR）〈PSUR〉……101，102（承認）
製品概要（SPC）〈summary of product characteristics（SPC or SmPC）〉……78，**79**，82，182

　ガイドライン〈guidelines〉…… 94
生物学的製剤，生物学的医薬品〈biological products〉…… 93，160-161，167
性別〈gender〉…… 107，136，170
　感受性〈susceptibility to ADRs〉…… **26**，27，28
製薬企業〈pharmaceutical companies〉…… 91，106，149，152
　義務〈obligations〉…… 89-90，96，97
セイヨウオトギリソウ（セントジョーンズワート）〈St. John's wort〉…… 30
世界医師会〈World Medical Association（WMA）〉…… 146
世界保健機関（WHO）〈World Health Organizations（WHO）〉…… 2，52，115-117，165，166
　WHO-UMC〈Uppsala Monitoring Centre（UMC）〉…… 72，74，82-83，115-117，164，171
　WHO 協力センター〈Collaborating Centres〉…… 115，124
　医薬品規制調和国際会議（ICH）〈ICH〉…… 122
　経口避妊薬〈oral contraceptives〉…… 11
　国際医学団体協議会（CIOMS）〈CIOMS〉…… 117
　国際協力〈international collaboration〉…… 113，115-117，126
　シグナル〈signals〉…… 66-67，72，74，82-83
咳〈cough〉…… 72，72
絶対リスク，絶対的なリスク〈absolute risk〉…… 32，35，43，174
　経口避妊薬〈oral contraceptives〉…… 12-13
　薬剤疫学研究〈pharmacoepidemiological studies〉…… 58，**59**，59
先天異常〈birth defects〉…… 1-3，10（胎児の奇形）
セレコキシブ〈celecoxib〉…… 17
線維化性結腸疾患〈fibrosing colonopathy〉…… 27
喘息〈asthma〉…… 28
選択的 COX-2 阻害薬〈cyclo-oxygenase 2 inhibitors〉
　→「COX-2 阻害薬」〈COX-2 inhibitors（coxibs）〉
選択的セロトニン再取り込み阻害薬（SSRIs）〈selective serotonin re-uptake inhibitors（SSRIs）〉…… 15-17，130
センチネル・イニシアティブ〈Sentinel Initiative〉…… 114，159
先天異常〈congenital abnormalities〉…… 1-2，2，4，181
前臨床研究〈pre-clinical studies〉…… 6，45-46，65，123，179
造血機能障害〈blood dyscrasias〉…… 131-132
相対リスク〈relative risk〉…… 32，**32**，43，108，180
　経口避妊薬〈oral contraceptives〉…… 11-13
　薬剤疫学研究〈pharmacoepidemiological studies〉…… 58-59，**59**
ソーシャルメディア〈social media〉…… 83，99，159，167

訴訟〈litigation〉……141, 144

た行

第二世代の経口避妊薬〈second generation（2G）oral contraceptives〉……11
第三世代の経口避妊薬〈third generation（3G）oral contraceptives〉……11
代謝〈metabolism〉……28, 29
多剤併用〈polypharmacy〉……28
チアゾリジン誘導体〈glitazones〉……18-19
チアプロフェニック酸〈tiaprofenic acid〉……67
膣がん〈vaginal cancer〉……27
チトクロムP 450（CYP 450）酵素〈hepatic cytochrome P450（CYP450）〉29
遅発性ジスキネジア〈tardive dyskinesia〉……25
中核安全性情報〈core clinical safety information〉……119, 176
中毒性表皮壊死症（TEN）〈toxic epidermal necrolysis（TEN）〉……38, 68, 135, 136
追加のモニタリング〈additional monitoring〉……34, 95, 174
追跡〈follow-up〉……47, 51, 52, 54, 99
定期的安全性最新報告（PSUR）〈Periodic Safety Update Reports（PSURs）〉……**95**, 100-101, **102**, 178
　規制，法制〈regulation〉……92, **95**, 97, 98-100, 102, 111, 165
　国際医学団体協議会（CIOMS）〈CIOMS〉……119, 120
　リスク管理計画〈risk management planning〉……106
定期的ベネフィットリスク評価報告（PBRERs）〈Periodic Benefit-Risk Evaluation Reports（PBRERs）〉……100
低血糖〈hypoglycaemia〉……18（血糖降下），25, 145
データマイニング〈data mining〉……68, 73, 117
データモニタリング委員会〈data monitoring committees〉……48, 150-151
適応外使用〈off-label use〉……20, 108, 138, 159
テルフェナジン〈terfenadine〉……31
てんかん〈epilepsy〉……136, 137
統合失調症〈schizophrenia〉……131, 137
糖尿病〈diabetes〉……18-19, 129, 136
透明性〈transparency〉……16, 20, 151-153, 167
　規制〈regulation〉……92, 93, 104, 165
　倫理〈ethics〉……142, 150, 151-153, 155
投薬過誤〈medication error〉……108, 139, 177
投与中止〈dechallenge〉……38, 133

な行

は行

投薬を見直す〈medication reviews〉································140
登録制度，レジストリ〈registries〉········62-63，65，161（レジストリ），180
ドキシラミン〈doxylamine〉····································· 10
ドンペリドン〈domperidone〉·····························96，104
トランキライザー〈tranquillisers〉······························ 9
トリアージ〈triage〉···························53，74，117
トログリタゾン〈troglitazone〉······························· 18

ナプロキセン〈naproxen〉····································· 17
ナルコレプシー〈narcolepsy〉·····················18，19-20
ニトログリセリン〈glyceryltrinitrate〉························ 28
乳がん〈breast cancer〉·· 11
妊娠予防〈pregnancy prevention〉···············3，5，80，G
　経口避妊薬〈oral contraceptives〉···········10-13，83，136（避妊薬）
妊娠〈pregnancy〉·················99，108，137，150（妊婦），160
　アクションをとる〈taking action〉·····················**79**，83
　ガイドライン〈guidelines〉································· 93
　サリドマイド〈thalidomide〉·····························1，3
　成書〈books〉···170
　登録〈registries〉····················63（妊娠登録制度）
　ドキシラミン〈doxylamine〉···························· 10
年齢，高齢者〈age〉·············41，54，高齢者93，129，130，136
　Pandemrix〈pandemrix〉·······························19-20
　感受性〈susceptibility to ADRs〉·············**26**，27，28
　交絡因子〈confounding factors〉···················41，*41*
　消化管出血〈gastrointestinal bleeding〉··················130
　成書〈books〉···169
　投薬を見直す，投薬の見直し〈medication reviews〉···········140
　ベノキサプロフェン〈benoxaprofen〉··················7-9
　ホルモン補充療法（更年期のホルモン療法）〈MHT/HRT〉········· 13
　リスク管理計画〈risk management planning〉············106
　倫理委員会〈ethics committees〉························150
脳卒中〈stroke〉··· 13
囊胞性線維症〈cystic fibrosis〉······························ 27

バイアス〈biases〉·················40-42，55，69，175

　インフォームド・コンセント〈informed consent〉……148
　公表（結果）〈publication of results〉……151
　ホルモン補充療法（更年期のホルモン療法）〈MHT/HRT〉……14
　薬剤疫学研究〈pharmacoepidemiological studies〉……58
　臨床試験〈clinical trials〉……47
バイオ後続品「biosimilar」〈biosimilars〉……160
排泄〈excretion〉……7, 28, 29, 78
曝露の有無〈exposure status〉……41, 41
発がん性〈carcinogenicity〉……46, 123
白血球数〈white blood cell count〉……5, 33, 79, 109, 131-132
パラセタモール〈paracetamol〉……33
パロキセチン〈paroxetine（Seroxat）〉……16
ハロタン〈halothane〉……25
ピオグリタゾン〈pioglitazone〉……19
非ステロイド性抗炎症薬（NSAID）〈non-steroidal anti-inflammatory drugs（NSAIDs）〉……7-8, 17-18, 129
　消化管出血〈gastrointestinal bleeding〉……130-131
ビスホストネート系薬剤，ビスホストネート〈bisphosphonates〉……130, 170
皮膚粘膜眼症候群〈oculomucocutaneous syndrome〉……6, 27, 45, 50
　プラクトロール〈practolol〉……45, 50
皮膚の副作用〈skin reactions〉……7, 135
フィードバック〈feedback〉……53
フェキソフェナジン〈fexofenadine〉……31
フェニトイン〈phenytoin〉……29
フォコメリア〈phocomelia〉……1-3, 2
副作用（Side-effect）〈Side-effects〉……22, 127-128, 139, 143, 158
　消化管出血〈gastrointestinal bleeding〉……130-131
　スタチン〈statins〉……133
　成書〈books〉……169
　定義〈definitions〉……22, 182
　リスク最小化〈risk minimisation〉……130-132
副作用（ADR）〈adverse drug reactions（ADRs）〉……4-9, 22-30, 65, 127-141
　DoTS 分類〈DOTS classification〉……25-27
　Pandemrix〈Pandemrix〉……19-20
　アクションをとる〈taking action〉……78-83, 79
　一般的に見られる（臨床上の）シナリオ，比較的多い（臨床的）シナリオ〈common scenarios〉……133

医薬品規制調和国際会議（ICH）〈ICH〉……121－123
因果関係〈causation〉……37－43
インターネット〈Internet〉……171
インフォームド・コンセント〈informed consent〉……148
科学的な方法の発展〈development of scientific methods〉……162
患者の安全性向上〈improving patient safety〉……138－141
危機管理〈crisis management〉……87
規制（報告に関する）〈regulations on reporting〉
……91，**95**，94－96，98－100，111，165
規制システム〈regulatory systems〉……94－96
ケースヒストリー〈case history〉……134
現時点の限界〈current limitations〉……156－158
公衆衛生〈public health〉……165－167
国際医学団体協議会（CIOMS）〈CIOMS〉……117，118，121
国際協力〈international collaboration〉……112－113
シグナル〈signals〉……68－74，**70**，*72*，74－77
市販後調査〈post-marketing surveillance〉……49
重要な患者集団〈important patient populations〉……136－138
承認後安全性研究（PASS）〈PASS〉……102－103
処方・イベントモニタリング（PEM）〈PEM〉……60－62
性質とメカニズム〈nature and mechanisms〉……27－28
成書〈books〉……169
前臨床試験〈preclinical studies〉……45
素因〈predisposing factors〉……28
定義〈definition〉……22－24，174
データ収集の改善〈improving data collection〉……158－160
透明性〈transparency〉……152
副作用の疑い（suspected ADR）〈suspected〉……23－24，37
負担，負荷〈burden〉
……127，128－129，138，141，156（負荷），165（負荷）
プラクトロール〈practolol〉……6－7
分類体系〈classification systems〉……24－25
ベノキサプロフェン〈benoxaprofen〉……7－9
薬剤疫学研究〈pharmacoepidemiological studies〉……58
薬物相互作用〈drug interactions〉……29－30
薬理遺伝学〈pharmacogenetics〉……161
利害関係者〈stakeholders〉……142－146
リスク管理計画〈risk management planning〉……106－111

INDEX

リスク最小化，リスクの最小化〈risk minimisation〉⋯⋯⋯⋯86，130-132
臨床試験〈clinical trials〉⋯⋯⋯⋯⋯⋯⋯⋯⋯⋯⋯⋯⋯⋯⋯46-48，57
倫理委員会〈ethics committees〉⋯⋯⋯⋯⋯⋯⋯⋯⋯⋯⋯⋯⋯⋯150
→「副作用（ADR）の自発報告」〈spontaneous ADR reporting〉も参照
副作用（ADR）の疑い〈suspected ADRs〉⋯⋯⋯⋯⋯⋯⋯⋯23-24，37
副作用（ADR）の自発報告〈spontaneous ADR reporting〉
⋯⋯⋯⋯⋯⋯⋯⋯⋯⋯⋯⋯⋯4，9，23，49-57，127-128，182
イエローカード制度〈yellow card scheme〉⋯⋯⋯⋯⋯⋯⋯⋯⋯53-54
鍵となる要素〈key elements〉⋯⋯⋯⋯⋯⋯⋯⋯⋯⋯⋯⋯⋯⋯50-53
規制〈regulation〉⋯⋯⋯⋯⋯⋯⋯⋯⋯⋯⋯96，98-100，110
経口避妊薬〈oral contraceptives〉⋯⋯⋯⋯⋯⋯⋯⋯⋯⋯⋯⋯10，13
処方・イベントモニタリング〈PEM〉⋯⋯⋯⋯⋯⋯⋯⋯⋯61
世界各国での自発報告〈around the world〉⋯⋯⋯⋯⋯⋯⋯⋯54-55
強みと限界〈strengths and weaknesses〉⋯⋯⋯⋯⋯⋯⋯55-57
リスク最小化〈risk minimisation〉⋯⋯⋯⋯⋯⋯⋯⋯⋯⋯86
副作用（ADR）の重篤性〈seriousness of ADRs〉
⋯⋯⋯⋯⋯⋯⋯⋯⋯⋯⋯4，76-77，87，98，108，181
皮膚の副作用〈skin reaction〉⋯⋯⋯⋯⋯⋯135，135-136
リスク最小化〈risk minimisation〉⋯⋯⋯⋯⋯⋯⋯⋯130-132
臨床上の負担〈clinical burden〉⋯⋯⋯⋯⋯⋯⋯⋯⋯⋯⋯129
副作用（ADR）の頻度〈frequency of ADRs〉⋯⋯⋯5，54，61，102，150，157
危機管理〈crisis management〉⋯⋯⋯⋯⋯⋯⋯⋯⋯⋯⋯87
シグナル〈signals〉⋯⋯⋯⋯⋯⋯⋯⋯⋯⋯⋯⋯67，76，**76**
副腎皮質ホルモン〈corticosteroids〉⋯⋯⋯⋯⋯⋯⋯⋯⋯25，26，130
副腎抑制〈adrenal suppression〉⋯⋯⋯⋯⋯⋯⋯⋯⋯⋯⋯⋯25
服薬遵守〈medication adherence〉⋯⋯⋯⋯⋯78（コンプライアンス），129
不正〈misconduct〉⋯⋯⋯⋯⋯⋯⋯⋯⋯⋯⋯⋯⋯⋯⋯⋯⋯151
負担，負荷〈burden of ADRs〉
⋯⋯⋯⋯127，128-129，138，141，156（負荷），165（負荷）
ブドウ膜炎〈uveitis〉⋯⋯⋯⋯⋯⋯⋯⋯⋯⋯⋯⋯⋯⋯70-73，**70**

203

不比例性〈disproportionality〉……69, **70**, 69-75, 176
プライバシー〈privacy〉……148, 155
プラクトロール〈practolol（Eraldin）〉……6-7, 27, 45, 50, 72
ブラック・トライアングル・スキーム〈Black Triangle scheme〉
……8, 96（黒い三角形), 175
フルオキセチン（Prozac）〈fluoxetine（Prozac）〉……16
プレドニゾロン〈prednisolone〉……130
プレドニゾン〈prednisone〉……130
プロゲストーゲン〈progestogen〉……10
プロスタグランジン〈prostaglandins〉……131
プロファイリング〈profiling〉……69
分布〈distribution〉……29
分類体系〈classification systems〉……24-25
ベースライン時のリスク〈baseline risk〉……32, **32**, 40
β遮断薬, βブロッカー〈beta-blockers〉…6-7, 19, 28, 45（βブロッカー）
別の要因〈alternative causes of ADR〉……38
ペニシリン〈penicillin〉……25, 27, 33
ベネフィットの欠如〈lack of benefit〉……36
ベネフィット・リスクバランス〈benefit-risk balance〉
……3, 35-36, 43, 172, 180
WHO ウプサラ・モニタリング・センター
（Uppsala Monitoring Centre, UMC）〈WHO-UMC〉……115
科学的な方法（ベネフィット・リスク評価の）〈scientific methods for
assessment〉……162-164
危機管理〈crisis management〉……87
規制, 法制〈regulation〉……92, 97, 100
国際医学団体協議会（CIOMS）〈CIOMS〉……119
承認後安全性研究（PASS）〈PASS〉……102-103
妊婦〈pregnancy〉……137
メタアナリシス〈meta-analysis〉……64
臨床的特徴〈clinical aspects〉……128
倫理〈ethics〉……147, 150
ベネフィット・リスクプロファイル〈benefit-risk profile〉……100, 102
ベネフィット・リスクレポート〈benefit-risk report〉……81
ベノキサプロフェン〈benoxaprofen（Opren）〉……7-9
ペルオキシソーム増殖因子活性化受容体（PPARs）
〈peroxisome proliferator-activated receptors,（PPARs）〉……18
ヘルシンキ宣言〈Declaration of Helsinki〉……146-147, 148, 149, 154

変異原性〈mutagenicity〉……45
ベンゾジアゼピン〈benzodiazepines〉……9，25
膀胱炎〈cystitis〉……67
膀胱がん〈bladder cancer〉……19
法制〈legislation〉……90，110，122，148，149，
　定期的安全性最新報告（PSUR）〈PSUR〉……100-101
　ヨーロッパの法制〈European〉……90-93，100
ホルモン補充療法〈hormone replacement therapy（HRT）〉……13-14，170
ホルモン補充療法（更年期のホルモン療法）〈menopausal hormone therapy（MHT）〉……13-14，170
ホルモン補充療法（更年期のホルモン療法）のベネフィット〈benefit of MHT/HRT〉……14-13
本来備わっている固有の安全性〈intrinsic safety〉……33

ま 行

慢性疾患，慢性（長期）疾患〈chronic diseases〉……60，67（慢性的な膀胱炎），136（慢性（長期）疾患），137，143
無顆粒球症〈agranulocytosis〉……5，25，131-132
メタアナリシス〈meta-analysis〉……19，44，63-64，177
　国際医学団体協議会（CIOMS）〈CIOMS〉……121
メディア〈media〉……85，99（マスコミ），142，144-145
　公表〈publication of results〉……151
　スタチン〈statins〉……82
　ピルの恐怖〈pill scare〉……10-11，144
メトホルミン〈metformin〉……129
メトロニダゾール〈metronidazole〉……30
免疫調整剤〈immunomodulators〉……160
尤もらしさ〈plausibility〉……39，42，75
モノクロナール抗体（TGN 1412）〈monoclonal antibody（TGN 1412）〉……46

や 行

薬剤疫学〈pharmacoepidemiology〉……57-60，65，77，86，178
　教育〈education〉……164
　経口避妊薬〈oral contraceptives〉……12-13
　国際協力〈international collaboration〉……125
　承認後安全性研究（PASS）〈PASS〉……103-104
　処方・イベントモニタリング〈PEM〉……60-61
　成書〈books〉……168，169

発展〈development〉……9-10, 162
プライバシーと機密保持〈privacy and confidentiality〉……149
薬事規制当局国際連携組織（ICMRA）〈International Coalition of Medicines Regulatory Authorities（ICMRA）〉……114
薬事を専門とする者の団体〈Regulatory Affairs Professionals Society〉……124
薬草〈herbal products〉……30, 134, 136, 137, 170
薬物相互作用〈drug interactions〉……29-30, 78, **79**, 176
高齢者〈elderly patients〉……136
薬物動態的相互作用〈pharmacokinetic interactions〉……29
薬理遺伝学〈pharmacogenetics〉……121, 161-162, 167, 178
薬力学的相互作用〈pharmacodynamics interactions〉……29
有害事象〈adverse events（AEs）〉……9, 22, 23, 47, 64, 67
因果関係〈causation〉……37-43
処方・イベントモニタリング（PEM）〈PEM〉……61-62
定義〈definition〉……22-24, 174
投薬過誤〈medication error〉……139
用量依存性, 時間経過, 感受性（DoTS）〈dose-related, time course and susceptibility（DoTS）〉……25-27, **26**, 39
予防原則〈precautionary principle〉……80

ら 行

ライ症候群〈Reye's Syndrome〉……138
ランダム化試験〈randomised clinical trial〉……14, 20, 75
ランダム化比較試験〈randomised controlled trials〉……20, 39, 64, 102（比較臨床試験）
利益相反〈conflicts of interest〉……142, 153-154, 162
利害関係者〈stakeholders〉……142-146, 154（関係者）
リスク管理〈risk management〉……2, 114, 121, 132
リスク管理計画（RMP）〈risk management planning（RMP）〉……90, 92, 98, 104-111, 105, 157
GVP モジュール〈GVP module〉……**95**
科学的な方法の発展〈development of scientific methods〉……164
規制〈regulation〉……165
承認後安全性研究（PASS）〈PASS〉……103
生物学的医薬品〈biological medicines〉……160
定義〈definition〉……180
リスク・コミュニケーション〈risk communication〉……12

リスク最小化〈risk minimisation〉
……33, 66, **95**, 109-111, 130-132, 158, 180
GVP モジュール〈GVP module〉……**95**
アクションをとる〈taking action〉……80
効果〈effectiveness〉……66, 86
国際医学団体協議会（CIOMS）〈CIOMS〉……121
製薬企業の義務〈obligations of pharmaceutical companies〉……97
倫理〈ethics〉……146, 150
リスクの測定〈risk measuring〉……31-33, **32**, 43
リスク・ベネフィットバランス〈risk-benefit balance〉
→「ベネフィット・リスクバランス」〈benefit-risk balance〉
離脱反応〈withdrawal reactions〉……15-16, 25
リファブチン〈rifabutin〉……**70**, 70-71, 73
流行性インフルエンザ・ワクチン（Pandemrix）〈flu vaccine（pandemrix）〉
……18, 19-20
臨床試験〈clinical trials〉……5, 20, 23, 44, 46-48, 57-60, 65
安全性定期最新報告（PSUR）〈PSUR〉……102
因果関係の評価〈assessing causation〉……39-40
規制〈regulation〉……93, 94, 98
国際医学団体協議会（CIOMS）〈CIOMS〉……120
シグナル〈signals〉……75
自殺〈suicide〉……16
処方・イベントモニタリング（と比較）〈compared with PEM〉……61
選択的セロトニン再取り込み阻害薬（SSRIs）〈SSRIs〉……15-17
定義〈definition〉……175
透明性〈transparency〉……153
ホルモン補充療法（更年期のホルモン療法）〈MHT/HRT〉……13
リスク管理計画〈risk management planning〉……105, 105, 107-108
倫理委員会〈ethics committees〉……150
倫理〈ethics〉……48, 77, 142-155, 162
国際医学団体協議会（CIOMS）〈CIOMS〉……117, 120
倫理委員会, 倫理審査委員会〈ethics committees〉
……48, 99, 142, 149-150, 155
インフォームド・コンセント〈informed consent〉……147-148
倫理的な予防策〈ethical safeguards〉……149-151
レビュー委員会〈review boards〉……149-150
ロシグリタゾン〈rosiglitazone〉……18-19
ロフェコキシブ〈rofecoxib〉……17-18, 114

わ 行

ワクチン〈vaccines〉……93, 143, 157, 160, 170

MMR ワクチン（はしか，おたふく風邪，風疹の混合ワクチン）〈MMR〉……10

国際医学団体協議会（CIOMS）〈CIOMS〉……121

国際薬剤疫学会（ISPE）〈ISPE〉……125

流行性インフルエンザ・ワクチン〈flu〉……18, 19-20

ワクチンの薬剤疫学〈vaccine pharmacovigilance〉……10

ワルファリン〈warfarin〉……25, 28, 29, 129

医薬品安全性監視入門 第2版

ファーマコビジランスの基本原理

定価　本体4,500円(税別)

平成23年8月12日　初版発行

平成30年7月25日　第2版発行

著　者　PATRICK WALLER,
MIRA HARRISON-WOOLRYCH

監　訳　久保田（くぼた） 潔（きよし）

発行人　武田 正一郎

発行所　株式会社 じほう

101-8421　東京都千代田区神田猿楽町1-5-15（猿楽町SSビル）

電話　編集　03-3233-6361　販売　03-3233-6333

振替　00190-0-900481

<大阪支局>

541-0044　大阪市中央区伏見町2-1-1（三井住友銀行高麗橋ビル）

電話　06-6231-7061

組版　レトラス　　印刷　(株)日本制作センター

ISBN 978-4-8407-5106-3